◇ SI 基本単位※

長さ	m	メートル
質量	kg	キログラム
時間	s	秒
電気	A	アンペア
熱力学的温度	K	ケルビン
物質の量	mol	モル
光度	cd	カンデラ

※物理量を表すために 系.
　これらの積・商の組合せが誘導単位．大きさをまとめる単位接頭語をつけて，種々の物理量を基本単位と補助単位で表現できる．

（例）
モル毎リットル　mol/L = mol·dm^{-3}
パスカル　Pa = m^{-1}·kg·s^{-2}

◇ 主な国際標準単位（SI）系誘導単位

力	N	ニュートン	= m·kg·s^{-2}
圧力，応力	Pa	パスカル	= m^{-1}·kg·s^{-2} = N·m^{-2}
エネルギー	J	ジュール	= m^2·kg·s^{-2}
仕事率	W	ワット	= m^2·kg·s^{-3} = J·s^{-1}
電荷	C	クーロン	= s·A
電位差	V	ボルト	
電気抵抗	Ω	オーム	
伝導度	S	ジーメンス	
電気容量	F	ファラッド	

◇ 大きさを表す SI 接頭語

d	デシ	(deci-)	10^{-1}	da	デカ	(deca-)	10
c	センチ	(centi-)	10^{-2}	h	ヘクト	(hecto-)	10^2
m	ミリ	(milli-)	10^{-3}	k	キロ	(kilo-)	10^3
μ	マイクロ	(micro-)	10^{-6}	M	メガ	(mega-)	10^6
n	ナノ	(nano-)	10^{-9}	G	ギガ	(giga-)	10^9
p	ピコ	(pico-)	10^{-12}	T	テラ	(tera-)	10^{12}

◇ 主な定数

名称		記号	近似数	（単位）
アボガドロ数		N_A	6.022×10^{23}	(mol^{-1})
重力加速度		g	9.806	(m·s^{-2})
気体定数	(k·N$_A$)	R	8.314	(J·K^{-1}·mol^{-1})
ボルツマン定数	(R/N$_A$)	K	1.381×10^{-23}	(J·K^{-1})
ファラデー定数	(N$_A$e)	F	96485	(C·mol^{-1})

物理薬剤学・製剤学
―計算問題の解法―

<small>帝京大学薬学部教授　　京都薬科大学准教授</small>
唐澤　健　坂根稔康
編　集

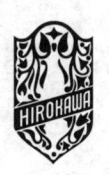

東京 廣川書店 発行

執筆者一覧 （五十音順）

新槇 幸彦	東京薬科大学薬学部教授
唐澤 健	帝京大学薬学部教授
坂根 稔康	京都薬科大学准教授
長田 俊治	広島国際大学薬学部教授
村上 照夫	広島国際大学薬学部教授
村上 正裕	大阪大谷大学薬学部教授

物理薬剤学・製剤学—計算問題の解法—

編者 唐澤 健 平成24年1月10日 初版発行©
    坂根 稔康

発行所 株式会社 廣川書店

〒113-0033 東京都文京区本郷3丁目27番14号
電話 03(3815)3651　FAX 03(3815)3650

序

　薬物を疾病の治療に用いる際に，その効果を最大限に発揮させ，しかも安全に使用するためには，投与部位，治療目的，患者個々の身体状況の違いなどに幅広く対応するために，医薬品添加物とともに適切な製剤へと加工する必要がある．そのため，同一の薬物であっても，通常，複数種の剤形が存在し，使用されているのである．

　わが国における医薬品に関する公定書である日本薬局方は，医学・薬学の進歩及び医療制度の変革に応じて，これまで改正が繰り返されており，昨年4月に公布された第十六改正日本薬局方においては，製剤総則が全面的に改められ，剤形の分類方法が，これまでの形状の違いによる分類から，投与経路及び適用部位による分類に変更されると共に，剤形の種類もこれまでの28種類から約70種類へと大幅に増加し，臨床現場において現在使用されているほとんどすべての剤形が網羅されることになった．

　このように，日本薬局方において，より臨床現場に即した剤形の整備が行われた背景には，患者に規則正しい薬物の服用を促し，安全かつ有効な薬物治療を実現するためには，患者自らが主体的に薬物治療に参加するアドヒアランスを高めることが大切であるとの認識が，医療者間に広く浸透するようになったためと考えられる．以上の観点から，将来医療に携わろうとする薬学生には，個々の製剤を設計するために必要な理論的基盤である物理薬剤学および薬物を製剤に加工するための技術である製剤学の重要性が明らかであろう．

　平成18年度から開始された6年制薬学教育のために作成された「薬学教育モデル・コアカリキュラム」において，物理薬剤学・製剤学の分野は，「C16 製剤化のサイエンス」の (1) 製剤材料の性質，(2) 剤形をつくる，(3) DDS（Drug Delivery System: 薬物送達システム）に該当する．これらの分野では，医薬品化合物およびその集合体の物理化学的性質が数式で表現される場合が少なからずあり，溶液や粉体としての薬物の挙動や薬物同士の相互作用を理解するためには，これらの数式に数値を代入して薬物の性質を示すパラメータを計算してみることが必要である．

　そこで，本書では，物理薬剤学・製剤学の分野に現れる数々の数式について，数式の示す意味を理解し，さらに，これらが関係する計算問題を解く力を身につけるための問題を数多く掲載し，詳細な解説を加えることにした．

　物理薬剤学・製剤学に関連する計算を実際に行う上で，最低限必要な数学の知識と単位については，本書の冒頭にまとめられているので，計算が苦手な者は，本書を読む前に是非参照していただきたい．

　各章のはじめには，「重要ポイント」と正誤問題形式の「確認問題」を付し，その後に，学習する上で必須の知識を「基礎知識」として記してある．学習者は，これらを十分に理解した上で，「例題」に進んで欲しい．「例題」では，物理薬剤学・製剤学を理解する上で役に立つと考えられる計算問題を選び，その解法について詳しい解説を加えてあり，学習者の理解を助けるために特に力を入れ執筆した箇所である．章末には，さらに理解力を高め，応用力を養うために，「例題」と関連する問題を「練習問題」として付してある．

　本書の作成に当たっては，これまでの薬剤師国家試験で頻出した過去問題についてもできる限

り収載してあり，国家試験受験のための対策にも有用と考えている．本書が，物理薬剤学・製剤学を学ぶ学生に活用され，有意義な書となることを心より願う次第である．

　本書の出版にあたり多大なご尽力を賜った，廣川書店廣川節男氏はじめ廣川典子氏，野呂嘉昭氏，島田俊二氏，花田康博氏ほか編集部の諸氏に感謝する．

2011年12月

編者　唐澤　　健
坂根　稔康

目次

第1章 物理薬剤学・製剤学を学ぶ前に … 1

第2章 溶解度と溶解速度 … 11
- 2.1 溶解度 *11*
- 2.2 ノイエス・ホイットニーの式 *15*
- 2.3 ヒクソン・クロウェルの式 *20*
- 2.4 ヒグチの式 *22*

第3章 酸・塩基の溶解 … 25
- 3.1 酸・塩基の解離平衡 *25*
- 3.2 pK_a とヘンダーソン・ハッセルバルヒの式 *29*
- 3.3 pK_a と溶解度 *33*
- 3.4 pK_a と緩衝方程式 *37*

第4章 薬物の膜透過と分配平衡 … 41
- 4.1 膜透過速度 *41*
- 4.2 薬物の分配係数と脂溶性 *45*
- 4.3 生体膜透過に及ぼす脂溶性と分子形分率の影響 *49*
- 4.4 タンパク結合 *53*

第5章 粒子の性質 … 61
- 5.1 吸着と表面張力 *61*
- 5.2 分散粒子の沈降速度 *64*
- 5.3 粒子径 *68*
- 5.4 比表面積 *72*

第6章 粉体の性質 … 79
- 6.1 粒子密度 *79*
- 6.2 空隙率,充てん率 *82*
- 6.3 吸湿性(エルダーの仮説) *85*

第7章 薬物の安定性と反応速度 … 89
- 7.1 反応速度 *89*
- 7.2 複合反応 *94*

7.3　アレニウスの式　*97*
　　7.4　触媒反応　*100*
　　7.5　複合体安定度定数　*103*

第8章　無菌製剤の等張化 …………………………………… *107*

第9章　製剤試験法 ……………………………………………… *117*
　　9.1　製剤均一性試験法　*117*

練習問題の解答・解説 …………………………………………… *125*

索　引 ……………………………………………………………… *143*

1 物理薬剤学・製剤学を学ぶ前に

　物理薬剤学・製剤学を学ぶ上では，どうしても数学的な知識が必要となる．ところが，この分野の計算には，比例と指数・対数の基本的な知識があれば，ほとんどの問題に対応できる．そこで，あまり数学を意識せず取り組んでもらいたい．この章では，計算に必須の基本的な数学の知識と，薬剤師業務で重要となる基本的な濃度計算を確認する．重要な基本公式に慣れておくのが目的で，数学と濃度計算の基本ができている場合は本章を省略してよい．

◆ 重要ポイント ◆

* 比例式は等式に変換する（内項の積＝外項の積）．

$$A : B = C : D \Rightarrow A/B = C/D \Rightarrow A \cdot D = B \cdot C$$

* 累乗 $\boxed{a^n = A}$ ⇔ 対数 $\boxed{n = \log_a A}$
* 指数・対数計算では，積は和，除は差に変換する．
  - 指数計算：$10^a \times 10^b = 10^{(a+b)}$，$10^a \div 10^b = 10^{(a-b)}$
  - 対数計算：$\log A \cdot B = \log A + \log B$，$\log(A/B) = \log A - \log B$
* 濃度計算では，基本となる w/v%，g/L，mol/L の算出・変換が自在にできること．
* 浸透圧濃度（mOsm）や当量濃度（mEq/L）では電解質と非電解質を区別すること．

◆ 確認問題 ◆

1. $5 : x = 8 : 16$ のとき，x はいくらか．
2. $10^5 \times 10^2$ と $10^5 \div 10^2$ を，簡単な指数で表せ．
3. $\log 3 = 0.48$ であれば，$\log 9$ はいくらか．
4. x^4 を微分，$12x^2$ を積分して比較しなさい．
5. 0.9 w/v% は，何 mg/L か．

正解：1. 10　2. 10^7, 10^3　3. 0.96　4. $4x^3$, $4x^3 + C$（積分定数 C）　5. 9000 mg/L

◆ 基礎知識 ◆

(1) 指数と対数

1) 指数 index number

同じ数をかけ合わせた数は a^n と表し，**累乗**と呼ぶ．

このとき，かけ合わせる回数 n が**指数**であり，a を**底**(基数)という．

一般には，累乗の形で表した数や式を指数ということが多く，n は**べき指数**ともいう．

$a^n = a \times a \times a \times \cdots \times a$ （a を n 回かけ合わせた数）

指数について，次の定義や法則が重要である．

重要な「指数」の定義および法則 ($a, b > 0$　m, n は正の整数)
$a^m \cdot a^n = a^{m+n}$　　　　　　　$a^0 = 1$
$a^m / a^n = a^{m-n}$　　　　　　　$a^{-n} = 1/a^n$
$(a^m)^n = a^{mn}$　　　　　　　　$a^{1/n} = \sqrt[n]{a}$
$(ab)^m = a^m \cdot b^m$

2) 対数 logarithm

$a^n = A$ であるとき，n を a を**底**とする A の**対数**といい，$\log_a A$ で表す．

このとき，A ($A > 0$) をこの対数の**真数**という．

　　　累乗 $\boxed{a^n = A}$ ⇔ 対数 $\boxed{n = \log_a A}$

　　　　∴ $a^{\log_a A} = A$

n は，累乗と対数の定義式において，「指数」と「対数」とに呼び分けられる．

対数について，次の定義や法則が重要である．

重要な「対数」の定義および法則 ($A, B, c, d > 0 ; c, d \neq 1$)
$\log(A \cdot B) = \log A + \log B$　　　$\log A^m = m \log A$
$\log(A/B) = \log A - \log B$　　　$\log(1/A) = -\log A$
$\log_B A = \log_C A / \log_C B$ *　　　$\ln e^x = x$
$\log_B C = \log_B A / \log_C A$ *　　　$\log_a 1 = 0$
$\log_a a = 1$

　* 底の変換公式

■**常用対数**（底を10とする対数）

　　$\log_{10} A =$ $\boxed{\text{ログ} \log A}$　　（log は <u>log</u>arithm より）

底が10の時は省略して，単に $\log A$ と書き，常用対数という．

　　$\log 10^n = \log_{10} 10^n = n$

■**自然対数**（底をネピア定数 e ($= 2.718\cdots$) とする対数）

　　$\log_e A =$ $\boxed{\text{ロン} \ln A}$　　（ln は <u>n</u>atural <u>l</u>ogarithm より）

底が e の時は省略して，$\ln A$ と書き，自然対数という．

$\ln A = \log_e A$

$\ln e^x = \log_e e^x = x$

底の変換公式において，$a = 10$, $c = e$ とすると

$\log_{10} A = \log_e A / \log_e 10$

$\boxed{\log A = \ln A / \ln 10}$

したがって，$\ln 10 \fallingdotseq 2.303$ を利用すると，常用対数と自然対数の変換ができることがわかる．

対数計算では，通常，$\log 2$（$\fallingdotseq 0.301$），$\log 3$（$\fallingdotseq 0.477$），$\ln 2$（$\fallingdotseq 0.693$）などの近似値は与えられるため，数値を計算する場合は，素因数分解し，累乗の掛算で表すと計算しやすくなる．

なお，累乗の式 $a^n = A$ において，a は A の n 乗根（総称して**累乗根**）であり，$a = \sqrt[n]{A}$ と表す．

すなわち，A から n を求める形は対数であり，A から a を求める形は累乗根となる．

(2) 微分・積分の基礎

物理薬剤学・製剤学の計算に関する式の導出によく使われる次の微積分の公式を確認しておこう．

重要な「微分」の公式	重要な「積分」の公式
〔基本〕$(x^n)' = n \cdot x^{n-1}$	〔基本〕$\int x^n dx = 1/(n+1) \cdot x^{n+1} + C$
$(\ln x)' = 1/x$	$\int 1/x \, dx = \ln x + C$
$(e^x)' = e^x$	$\int (e^x) dx = e^x + C$
$(a^x)' = a^x \cdot \ln a$	（C は積分定数）

この公式からわかるように，自然対数の底の e（ネピア定数）の指数関数 e^x は，微分しても積分しても e^x となるという性質がある．

1) 微 分

微小な区間における変化の程度を示しており，化学反応や医薬品の安定性，物質の拡散，薬物のコンパートメントへの移動やコンパートメントからの消失などの動態を取り扱うときに有用である．

関数 $y = f(x)$ について，導関数は $dy/dx = d/dx \, f(x) = f'(x)$

$d/dx \, f(x) = \lim\limits_{\Delta x \to 0} \{f(x + \Delta x) - f(x)\}/\Delta x$ （Δx は x の増分）

例えば，微小な時間における位置の変化の割合，すなわち微分は速度を，また，ある微小な時間における速度の変化の割合，すなわち速度の微分は加速度を表すことになる．同様に，時間に関して，物質量や濃度の微分は，反応速度や分解速度などと関連することになる．

2) 積　分

面積や体積など，微小に分割した量を積算したものを表すのに用いられる．

関数 $F(x)$ を微分して得られる関数が $f(x)$ であるとき，$F(x)$ は $f(x)$ の**原始関数**という．

$$d/dx\, F(x) = f(x)$$

$f(x)$ から微分する前の関数，すなわち原始関数を求めることを**積分**という．

$$F(x) = \int f(x)\, dx$$

したがって，積分は微分の逆演算としてとらえることができ，加速度を積分すると速度，速度を積分すると距離の次元となる．

実際には，微分すると $f(x)$ になる関数としては，$F(x) + C$（定数）であればよい．これを $f(x)$ の不定積分（C は積分定数）という．

薬剤学の分野では，反応速度を表す式から，濃度-時間曲線を導いたり，濃度-時間曲線から曲線下面積（AUC）を求めたりするときに用いられる．

(3) 濃　度

1) 単位 —— 接頭語と数値の変換

数値は，10 の累乗で表される乗数を，10^3 ずつでレベルの違う接頭語を用いて単位に組み入れて表される．そこで，大きさを表す接頭語と数値との変換に慣れておく必要がある．

《必須》大きさを表す SI 接頭語 [*]

大きさ	累　乗	大きさを表す接頭語	例
1000 倍	10^3	k（キロ）	kg
1000 分の 1	10^{-3}	m（ミリ）	mg, mL
1,000,000 分の 1	10^{-6}	μ（マイクロ）	μg, μL

[*] 見返し（表紙裏）を参照のこと．

例えば，

$$10{,}000\ g = 10 \times 10^3\ g = 10\ kg \quad \cdots \quad 10^3\ g \Leftrightarrow kg$$

$$0.001\ L = 1 \times 10^{-3}\ L = 1\ mL \quad \cdots \quad 10^{-3}\ L \Leftrightarrow mL$$

$$0.000{,}000{,}1\ g = 0.1 \times 10^{-6}\ g = 0.1\ \mu g \quad \cdots \quad 10^{-6}\ g \Leftrightarrow \mu g$$

2) 主要な濃度

① パーセント濃度（%）

- 薬剤の領域では，主に**質量対容量百分率（w/v%）**を用いる．
- 質量対容量百分率は，溶液 100 mL 当たりに溶解している溶質のグラム数である．
  例えば，医薬品 1 g が水 100 mL に溶けているとき，この溶液は 1 w/v% であるという．
- 液剤の表示で，単に % で表示されている場合もあるので注意する．
  例）5% ブドウ糖溶液，0.9% 塩化ナトリウム溶液（生理食塩水）などはいずれも w/v% である．

② モル濃度（mol/L）
- モル数は，分子や原子などの物質量を，アボガドロ数個（6.02×10^{23}）を一組の単位（モル）として表したもの．
- モル数は，質量を分子量（または化学式量）や原子量で割って求める．

  （モル数）=（質量）÷（分子量または化学式量）

  質量がグラム g のときはモル mol，ミリグラム mg のときはミリモル mmol が求まる．
- **容量モル濃度（mol/L）**が，溶液1L当たりの溶質のモル数 mol を表すのに対して，**質量モル濃度（mol/kg）**は，溶媒1kgに対する溶質のモル数 mol を表す点に注意．

③ オスモル濃度（Osm）
- 浸透圧は，物質の種類によらず溶液中の分子やイオンなどのすべての溶質の物質量に比例して決まる（8章参照）．
  浸透圧濃度（オスモル濃度 Osm） を求めるには，溶液中の各物質の粒子濃度の総和（Σ）を求めればよい．

  （オスモル濃度）= Σ（溶液中の溶質の粒子濃度）

- 溶液1Lの示す浸透圧を容量オスモル濃度（Osm/L），溶液1kgの示す浸透圧を質量オスモル濃度（Osm/kg）という．（ただし，薬局方ではいずれも Osm）
- （非電解質）オスモル濃度は，モル濃度に等しい．
  例） ブドウ糖溶液　　1 mol/L = 1 Osm/L
- （電解質）例えば，NaCl のように，溶液中では Na^+ と Cl^- の2つのイオンに解離する物質の場合は，1 mol/L 溶液のオスモル濃度は 2 Osm/L となる．
  例）　塩化ナトリウム　1 mol/L = 2 Osm/L
  　　　塩化カルシウム　1 mol/L = 3 Osm/L
  ※これらの電解質は希薄溶液中では完全に解離するものと仮定．

④ 電解質濃度（Eq/L）
- 溶液1L当たりに溶解しているイオンのグラム当量数．
  実際には，各電解質イオンのモル濃度に価数をかけると求まる．

  （電解質濃度）=（イオンのモル濃度）×（イオンの価数）

- 輸液などの電解質溶液では，各電解質イオンの電荷を考慮した物質量に関する濃度が重要となる．
- 電解質濃度の場合は，電解質イオンそのものではなく，その電解質イオンが授受できる水素イオンや電子の物質量（6.02×10^{23} 個を1つのまとまりとする量）に注目したほうが理解しやすい．
  例）ナトリウムイオン　1 mol/L × 1 = 1 Eq/L = 1000 mEq/L
  　　カルシウムイオン　1 mol/L × 2 = 2 Eq/L = 2000 mEq/L
- カルシウムの原子量を40とすると，カルシウムの当量（= 原子量÷原子価）は 20 g であり，1モル，すなわち 40 g のカルシウムは，当量数（Eq）= 質量 g ÷ 当量 g であるので，2当量（Eq）に相当する．したがって，1 L 中にカルシウムイオン 40 g または 1 モルを含む溶液は 2 Eq/L（= 2000 mEq/L）となる．

- 当量の本質は質量であり，当量数は物質量である．

$$
\begin{aligned}
&(モル数\ mol) = (質量\ g) \div (式量\ g) \\
&(グラム当量\ g) = (式量\ g) \div (価数) \\
&(グラム当量数\ Eq) = (質量\ g) \div (グラム当量\ g) \\
&(電解質濃度\ Eq/L) = (グラム当量数\ Eq) \div (溶液の容量\ L) \\
&\therefore (電解質濃度\ Eq/L) = (モル濃度\ mol/L) \times (価数)
\end{aligned}
$$

◆ 例 題 ◆

1 次の指数を簡単にしなさい．
1. 10^0 2. $10^{-5} \cdot 10^2$ 3. $(10^{-3})^2$ 4. $2^3/2^{-4}$

(正解) 1. 1 2. 10^{-3} 3. 10^{-6} 4. 2^7

(解説) 1. 定義より $a^0 = 1$．
$$\therefore 10^0 = 1$$
2. 指数法則 $a^m \cdot a^n = a^{m+n}$ より，
$$10^{-5} \cdot 10^2 = 10^{-5+2}$$
$$= 10^{-3}$$
3. 指数法則 $(a^m)^n = a^{mn}$ より，
$$(10^{-3})^2 = 10^{-3 \times 2}$$
$$= 10^{-6}$$
4. 指数法則 $a^m/a^n = a^{m-n}$ より，
$$2^3/2^{-4} = 2^{3-(-4)}$$
$$= 2^7$$

2 $\log 2 = 0.30$，$\log 3 = 0.48$，$\ln 2 = 0.69$ として，次の対数を求めなさい．
1. $\log 5$ 2. $\log 18$ 3. $\ln 0.5$ 4. $\ln 10$ 5. $\ln 5$

(正解) 1. 0.7 2. 1.26 3. -0.69 4. 2.30 5. 1.61

(解説) 対数の計算では，真数を素因数分解して累乗の形で表すことや，対数の性質を利用して，与えられた条件が使えるように工夫して解く．

1. $\log 5 = \log (10 \div 2)$ ← $\log 2$ が与えられているので工夫する
$\qquad = \log 10 - \log 2$ ← $\log(A/B) = \log A - \log B$ より
$\qquad = 1 - 0.30$
$\qquad = 0.70$

2. $\log 18 = \log(2 \times 3^2)$ ←真数を素因数分解
   $= \log 2 + \log 3^2$ ←$\log(A \times B) = \log A + \log B$ より
   $= \log 2 + 2\log 3$ ←$\log A^m = m \log A$ より
   $= 0.3 + 2 \times 0.48$
   $= 1.26$

3. $\ln 0.5 = \ln 1/2$ ←$\ln 2$ が与えられているので
   $= -\ln 2$ ←$\ln(1/A) = -\ln A$ より
   $= -0.69$

4. $\ln 10 = \log_e 10$
   $\log_e 10 = \log_e 2 / \log_{10} 2$ ←底の変換公式
   ∴ $\ln 10 = \ln 2 / \log 2$ $\log_B C = \log_B A / \log_C A$ より
   $= 0.69 / 0.30$
   $= 2.30$

5. $\ln 5 = \ln(10/2)$
   $= \ln 10 - \ln 2$ ←$\log(A/B) = \log A - \log B$ より
   $= 2.30 - 0.69$ ←4. の結果より
   $= 1.61$

---

3 塩化カルシウム 1.11 g を精製水 500 mL に溶解して，塩化カルシウム水溶液を調製した．この溶液について，以下の濃度を求めなさい．

1. 質量対容量パーセント濃度（w/v%）
2. モル濃度（mmol/L）
3. オスモル濃度（mOsm）
4. カルシウムイオンと塩素イオンの電解質濃度（mEq/L）

ただし，塩化カルシウムは溶液中で完全に解離しているものとし，Ca の原子量を 40，Cl の原子量を 35.5 とする．

（正解） 1. 0.222 w/v%   2. 20 mmol/L   3. 60 mOsm
   4. Ca^{2+}，40 mEq/L；Cl^-，40 mEq/L

（解説）濃度の計算では，濃度の定義・溶液量・溶質濃度・密度・式量・単位・結晶水の有無・電解質/非電解質・解離度などを確認する．

1. w/v% は溶液 100 mL 中の溶質の g 数であるから
   1.11 g × 100 mL/500 mL = <u>0.222 w/v%</u>

2. $CaCl_2$ の式量 = 111 より，塩化カルシウムのモル数は
   1.11 g ÷ 111 g = 0.01 mol
   したがって，この塩化カルシウムのモル濃度 mol/L は
   0.01 mol ÷ (500/1000) L = 0.02 mol/L   ∴ <u>20 mmol/L</u>

3. 1 mol/L CaCl₂ 溶液について考える．

CaCl₂ 1 モルが溶液中で解離すると

$$\text{CaCl}_2 \longrightarrow \text{Ca}^{2+} + 2\text{Cl}^- \quad \cdots \text{①}$$
(1 mol)　　(1 mol)　(2 mol)
　　　　　　　(3 mol)

このように，CaCl₂ 1 モルが溶液中で完全にイオンに解離すれば，3 つのイオンを生じる．

すなわち，1 mol/L CaCl₂ 溶液の総粒子濃度は 1 + 2 = 3 mol/L なので，

1 mol/L 塩化カルシウム溶液のオスモル濃度は 3 Osm（= Osm/L）である．

したがって，20 mmol/L の塩化カルシウム溶液では，<u>60 mOsm</u> となる．

4. 当量に基づく電解質濃度（Eq/L）の計算では，

（電解質濃度 Eq/L）=（モル濃度 mol/L）×（イオンの価数）

2. より CaCl₂ のモル濃度 = 20 mmol/L であるので

Ca²⁺　　　20 mmol/L × 2 = <u>40 mEq/L</u>

2Cl⁻　　2 × 20 mmol/L × 1 = <u>40 mEq/L</u>

◆ 練習問題 ◆

1.1 $\log 2 = a$, $\log 3 = b$ のとき，次の式を a, b で表しなさい．

1. $\log 6$　　2. $\log 1.5$　　3. $\log 15$
4. $\log 4$　　5. $\log 12$　　6. $\log_4 12$

1.2 関数 $f(x) = 4x^3 - 6x - 6$ について，次の問に答えなさい．

1. 導関数 $f'(x)$ を求めなさい．　　2. 不定積分を求めなさい．

1.3 塩化ナトリウム 116 mg を 20 mL の精製水に溶解した．次の濃度を求めなさい．
（NaCl の式量 = 58）

1. 質量対容量百分率　　2. モル濃度（mol/L）　　3. 浸透圧濃度（mOsm）

1.4 0.003 mol/L 塩酸について，次の問に答えなさい．（$\log 2 = 0.30$, $\log 3 = 0.48$）

1. 水素イオン濃度はいくらか．　　2. pH はいくらか．（$\text{pH} = -\log[\text{H}^+]$）

1.5 カルシウムイオン 4.0 mEq を含む水溶液 250 mL について，カルシウムイオンのモル濃度を求めなさい．

1.6 質量パーセント濃度が 36.5% の塩酸のモル濃度を求めなさい．
ただし，塩化水素の分子量を 36.5，36.5% 塩酸の密度を 1.18 g/cm³ とする．

第1章 物理薬剤学・製剤学を学ぶ前に

<コラム> 一次反応速度式に慣れよう

例えば，溶液中で，一次反応速度で分解する医薬品の分解速度について次式が成り立つとき，以下の式が成り立つことを示してみよう．

$$-(dC/dt) = k \cdot C$$

ただし，C は医薬品の濃度（初濃度 C_0），k は定数（分解速度定数），$\ln 2 = 0.693$ とする．

(1) $\ln C = -k \cdot t + \ln C_0$　　(2) $C = C_0 \cdot e^{-kt}$　　(3) $t_{1/2} = 0.693/k$

解 説

$$-(dC/dt) = k \cdot C$$

変形すると

$$(1/C)dC = -kdt$$

両辺を積分すると

$$\int (1/C)dC = -k\int dt$$

$\int (1/A) = \ln A + 定数$ より

$$\ln C = -k \cdot t + 積分定数$$

初期条件 $t = 0$ のとき C_0 より

$$積分定数 = \ln C_0$$

したがって

$$\ln C = -k \cdot t + \ln C_0 \quad \cdots\cdots (1)$$

変形すると

$$\ln C - \ln C_0 = -k \cdot t$$

$\log(A \div B) = \log A - \log B$ より

$$\ln(C/C_0) = -k \cdot t$$

$\ln A = x$ のとき，$A = e^x$ より

$$C/C_0 = e^{-kt}$$

$$\therefore C = C_0 \cdot e^{-kt} \quad \cdots\cdots (2)$$

$t_{1/2}$ のとき，C が C_0 の半分になるので

$$\ln\{(C_0/2)/C_0\} = -k \cdot t_{1/2}$$

$$\ln(1/2) = -k \cdot t_{1/2}$$

$$-\ln 2 = -k \cdot t_{1/2}$$

$$\therefore t_{1/2} = 0.693/k \quad \cdots\cdots (3)$$

2 溶解度と溶解速度

2.1 溶解度

◆ **重要ポイント** ◆

* 溶解度とは物質の溶液に対する溶解性を表す物理量で，ある温度での**飽和溶液の濃度**をいう．
* 溶解度に影響する因子として，**結晶形（非晶質，結晶多形，溶媒和），pH，溶解補助剤，温度，混合溶媒（コソルベンシー）**などが挙げられる．

◆ **確 認 問 題** ◆

以下の記述の正誤を答えよ．
1. 非晶質の固体は結晶形の固体に比べて高い溶解度を示す．
2. 結晶多形の準安定形は安定形に比べ高い溶解度を示す．
3. 無水物は水和物に比べ高い溶解度を示す．
4. 粒子径を小さくすることで溶解速度は増加する．
5. 溶媒を混合することで溶質の溶解度が増加することをコソルベンシーという．

正解：1（正），2（正），3（正），4（正），5（正）

◆ **基 礎 知 識** ◆

医薬品の溶解性は薬物の消化管からの吸収に大きく影響することから，製剤化に際しては溶解性を正確に把握する必要がある．固体薬物を液体に入れると，溶解が始まり，ある濃度に達すると平衡（飽和）状態になる．この時の濃度が薬物の溶解度 C_s である．

(1) pHによる溶解度の変化

多くの医薬品は弱電解質であり，溶液の pH が変化するとその溶解度が著しく変化する．イオン化して溶解した酸あるいは塩基が溶解度の増大に寄与している．

弱酸 HA の溶解度 C_s の pH 依存性は酸解離平衡定数 K_a を用いて，以下のように表される．

$$HA \underset{}{\overset{K_a}{\rightleftarrows}} H^+ + A^-$$

$$K_a = \frac{[H^+][A^-]}{[HA]} \tag{2.1}$$

全体の溶解度 C_s は分子形とイオン形の濃度の和であるから，

$$C_s = [HA] + [A^-] \tag{2.2}$$

また，式 (2.1) から，

$$[A^-] = \frac{K_a[HA]}{[H^+]} \tag{2.3}$$

よって，式 (2.2) および式 (2.3) より，

$$C_s = [HA]\left(1 + \frac{K_a}{[H^+]}\right) \tag{2.4}$$

式 (2.4) を pH($pH = -\log[H^+]$) および pK_a($pK_a = -\log K_a$) を用いて表すと，

$$C_s = [HA](1 + 10^{pH - pK_a}) \tag{2.5}$$

となる．

同様にして，弱塩基 B においては，その共役酸の解離定数 K_a を用いて，

$$C_s = [B](1 + 10^{pK_a - pH}) \tag{2.6}$$

と表される．

◆ 例 題 ◆

1 $pK_a = 5$ の弱酸性薬物の溶解度は，pH = 5 の時，分子形飽和溶解度の何倍になるか．

(正解) 2 倍

(解説) 弱酸性薬物の溶解度 C_s を pH および pK_a を用いて表すと

$$C_s = [HA](1 + 10^{pH - pK_a})$$

であり，ここで，[HA] は分子形飽和溶解度である．

$pH = pK_a$ の時，分子形とイオン形の濃度が等しくなるため，溶解度は pH = 5 で分子形飽和溶解度の 2 倍になる．

(2) 複合体形成による溶解度の変化

難溶性の薬物の溶解度を増大させる方法の一つとして，**可溶性の複合体形成**がある．安息香酸ナトリウムによるカフェインの溶解度の増大や，シクロデキストリンによる**包接化合物の形成**もその一つである．溶解度を増大させるために添加する物質を**溶解補助剤**という．

図 2.1 は難溶性薬物 A の飽和濃度（溶解度 C_s）が溶解補助剤 B の添加濃度とともに増大していく様子を示したものである．Y 軸切片は薬物 A が単独で溶けている濃度 C_s であり，溶解補助剤 B を加えても単独で溶けている A の濃度 C_s は変化しない．溶解補助剤 B の添加により，可溶性の複合体 AB が形成されることにより，A の溶解度は，A 単独での溶解度 C_s（図 2.1 の［A］に相当）と複合体 AB の濃度［AB］との和で示される．添加した溶解補助剤は一部が複合体形成に使われ，残りは単独で溶解している．

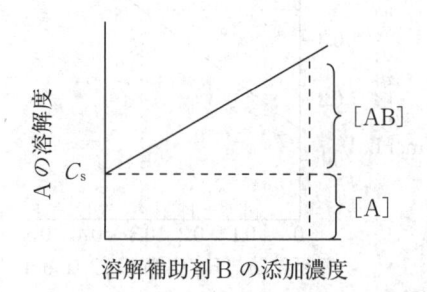

図 2.1 溶解補助剤 B とモル比 1：1 の複合体形成による薬物 A の溶解度の増加

水溶液中で薬物 A と溶解補助剤 B がモル比 1：1 の複合体 AB を形成すると次の関係式が成り立つ．

$$\mathrm{A} + \mathrm{B} \xrightarrow{K} \mathrm{AB} \tag{2.7}$$

ここで K は複合体生成定数あるいは安定度定数といい，次式で示される．

$$K = \frac{[\mathrm{AB}]}{[\mathrm{A}][\mathrm{B}]} \tag{2.8}$$

安定度定数 K は A 単独の溶解度 C_s と図 2.1 における直線の傾き slope を用いて，以下のように表すことができる．

$$K = \frac{\text{slope}}{C_s(1-\text{slope})} \tag{2.9}$$

さらに，界面活性剤によるミセルや可溶性塩の形成による溶解度の改善が図られている．

◆ 例 題 ◆

2 固体薬品 A の溶解度に対する溶解補助剤 B の効果が下図に示す直線となった．B の添加濃度に伴う A の溶解度の増加分を可溶性の複合体生成によるものとして複合体の安定度定数 (K) を次式により求めなさい．

$$K = \frac{[AB]}{[A][B]}$$

ただし，[A]，[B]，[AB] は A，B，および複合体 AB の濃度 mol/L である．

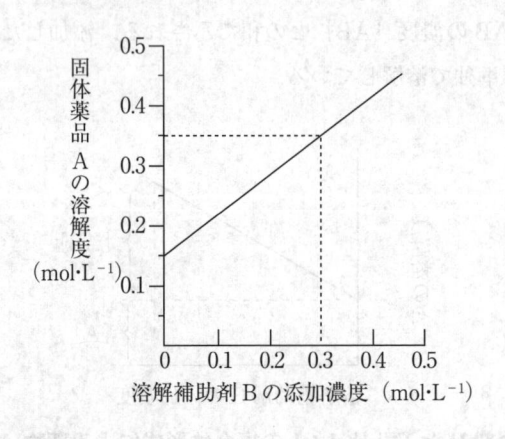

[図：横軸 溶解補助剤 B の添加濃度 (mol·L^{-1})，縦軸 固体薬品 A の溶解度 (mol·L^{-1})．直線は (0, 0.15) から (0.45, 0.45) 付近を通る．B = 0.3 のとき A の溶解度 = 0.35]

（正解）13.3 L/mol

（解説） $K = \dfrac{[AB]}{[A][B]} = \dfrac{0.35 - 0.15}{0.15 \times \{0.3 - (0.35 - 0.15)\}} = 13.3$

A の溶解度は A が単独で溶けているもの（固有の溶解度 C_s）と複合体 AB として溶けているものの和である．溶解補助剤 B を 0.3 mol/L 添加して，複合体形成に 0.2 mol/L 使われていることから，フリーの溶解補助剤 B の濃度である [B] は，0.1 mol/L （{0.3 − (0.35 − 0.15)}）である．

◆ 練 習 問 題 ◆

2.1 ある酸性薬物の溶解度は pH 3.0 以下で 0.010 mol/L であった．また，pH 5.0 における溶解度は 0.020 mol/L であった．
　1．この薬物の pK_a はいくらか．
　2．pH 7.0 におけるイオン形薬物濃度は分子形薬物濃度の何倍か．

2.2 薬物 A と B はモル比 1：1 の複合体 AB を生成する．A の濃度が 2.0 mol/L の水溶液 500 mL，B の濃度が 1.8 mol/L の水溶液 500 mL，油 1000 mL を一定温度で混合・振とうした．分配平衡に達したのちの A の水相中，油相中の濃度はそれぞれ 0.6 mol/L，

0.4 mol/L，Bの水相中，油相中の濃度はそれぞれ 0.5 mol/L，0.4 mol/L であった．AB の油／水分配係数は 1 であり，A および B の油に対する溶解度は無視できるものとしたとき，水溶液中における複合体の安定度定数（K）を次式より求めなさい．

$$K = \frac{[AB]}{[A][B]}$$

ただし，［A］，［B］，［AB］は A，B，および複合体 AB の濃度（mol/L）である．

2.2 ノイエス・ホイットニーの式

◆ **重要ポイント** ◆

＊固体医薬品の溶解速度式として，溶解過程が拡散律速であるとして提案された**ノイエス・ホイットニー Noyes-Whitney の式**がある．
＊溶解過程に拡散層を想定し，拡散に関するフィックの第一法則を適用した溶解速度式として**ネルンスト・ノイエス・ホイットニー Nernst-Noyes-Whitney の式**がある．

◆ **確認問題** ◆

以下の記述の正誤を答えよ．
1. 固体を粉砕し，表面積を大きくすると溶解速度は大きくなる．
2. 強く撹拌し，拡散層の厚さを小さくすると溶解速度は小さくなる．
3. 溶液の温度を上げると拡散定数が大きくなり溶解速度は大きくなる．
4. 溶液の粘度を上げると拡散定数が大きくなり溶解速度は大きくなる．
5. 結晶形を準安定形にすると固体の溶解度は大きくなる．

正解：1（正），2（誤），3（正），4（誤），5（正）

◆ **基礎知識** ◆

経口投与された錠剤やカプセルなどの医薬品は消化管内で崩壊・溶解し，吸収される（図 2.2）．

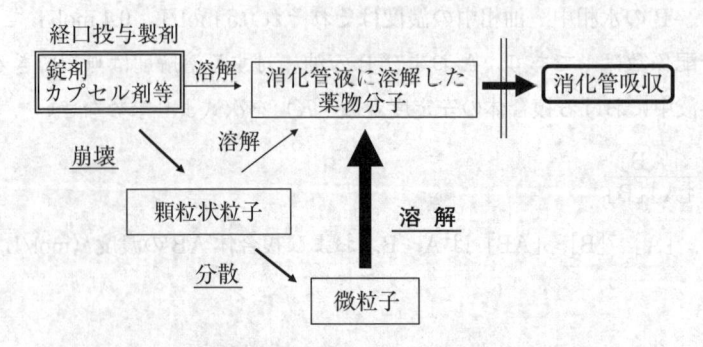

図 2.2 固形製剤の崩壊，分散，溶解のプロセス

したがって，医薬品の溶解性は薬物の消化管吸収に大きな影響を及ぼす．固体医薬品の溶解には，固体-液体の界面に薬物の飽和層ができ，溶解過程が拡散律速である場合が多い．表面積が一定であり，溶解過程が拡散律速であるとして提案された溶解の速度式がノイエス・ホイットニー Noyes-Whitney の式である．

ノイエス・ホイットニーの式

$$\frac{dC}{dt} = kS(C_s - C) \tag{2.10}$$

dC/dt：溶解速度，k：見かけの溶解速度定数，S：固形薬物の有効表面積
C_s：薬物の溶解度，C：溶液中の薬物の濃度

初濃度を 0 として式（2.10）を積分すると，次の式（2.11）あるいは式（2.12）が得られる．

$$\ln(C_s - C) = \ln C_s - kSt \tag{2.11}$$

あるいは

$$\ln \frac{C_s}{(C_s - C)} = kSt \tag{2.12}$$

溶液中の薬物の濃度 C を求め，t に対してプロットすると図 2.3 のような直線が得られ，その傾きから見かけの溶解速度定数 k が求まる．

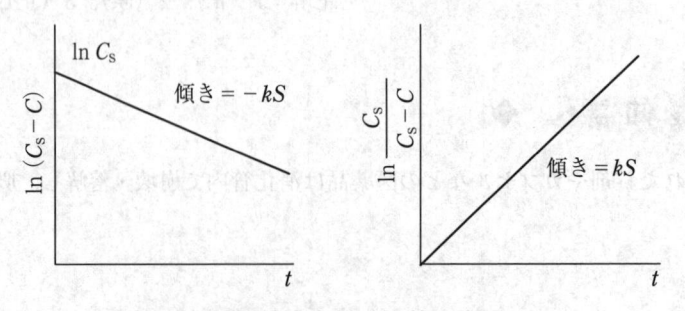

図 2.3 溶解速度定数 k の算出方法

図 2.4 に示すように，拡散層を想定し，拡散に関するフィックの第一法則を適用すると，式

(2.10) からネルンスト・ノイエス・ホイットニー Nernst-Noyes-Whitney の式 (2.13) が誘導される.

$$\frac{dC}{dt} = \frac{SD}{hV}(C_s - C) \tag{2.13}$$

ここで，h は拡散層の厚さ，D は薬物の拡散係数，V は溶液の体積である．

したがって，溶解速度（dC/dt）を大きくするには，1) 薬物の粒子径を小さくし表面積 S を増大させる，2) 撹拌速度を大きくし拡散層の厚み h を小さくする，さらに 3) 温度を上昇させ D や C_s を増大させるなどの方法が考えられる．また，溶媒の粘度を増大させると D は減少し，h は大きくなることから溶解速度は低下する．

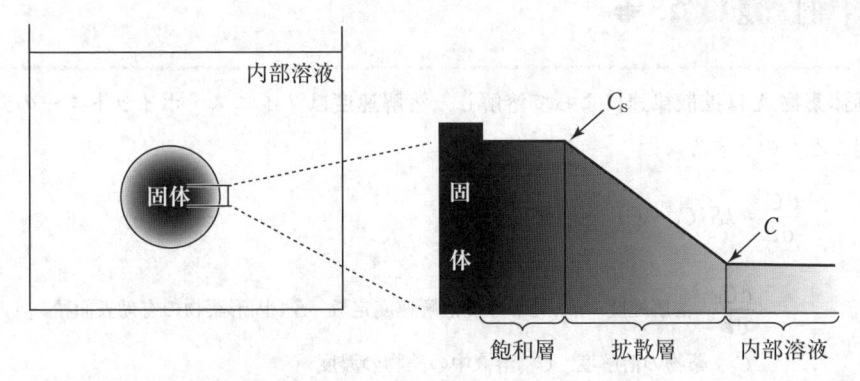

図 2.4 拡散律速による固体の溶解モデル（ネルンスト・ノイエス・ホイットニーの式）

$C_s \gg C$ の場合，$(C_s - C) \fallingdotseq C_s$ と近似できることから，溶解速度は C_s に比例し，ほぼ一定となる．このような状態をシンク条件といい，ノイエス・ホイットニー Noyes-Whitney の式およびその積分式は以下のようになる．

$$\frac{dC}{dt} = kSC_s \tag{2.14}$$

$$C = kSC_s t \tag{2.15}$$

（ただし，初濃度 = 0）

◆ **例　題** ◆

3　溶解が次の溶解速度式に従って起こるものとする．いま，固体の表面積 S を一定としたとき，初濃度が $C_s/4$ の場合，溶液の濃度 C が $C_s/2$ に達する時間はどれぐらいになるか．

$$\frac{dC}{dt} = kS(C_s - C)$$

$\dfrac{dC}{dt}$：溶解速度，k：見かけの溶解速度定数，S：固形薬物の有効表面積

C_s：薬物の溶解度，C：溶液中の薬物の濃度

（正解）$t = \ln(3/2)/kS$

（解説）表面積を一定として，式（2.10）を積分すれば，$\ln(C_s - C) = \ln(C_s - C_0) - kSt$（$C_0$ は初濃度）となり，初濃度 C_0 に $C_s/4$，溶液の濃度 C に $C_s/2$ を代入し，時間 t を求めればよい．

すなわち，

$\ln(C_s - C_s/2) = \ln(C_s - C_s/4) - kSt$

$\ln(C_s/2) = \ln(3C_s/4) - kSt$

$t = \ln(3/2)/kS$

◆ **例 題** ◆

4 固体薬物 A は拡散律速によって溶解し，溶解速度はノイエス・ホイットニーの式に従って起こるものとする．

$$\frac{dC}{dt} = kS(C_s - C)$$

$\frac{dC}{dt}$：溶解速度，k：見かけの溶解速度定数，S：固形薬物の有効表面積

C_s：薬物の溶解度，C：溶液中の薬物の濃度

いま，固体薬物を円盤状に圧縮成形し，回転円盤法により溶解実験を行った．円盤の有効面積は 4 cm^2，薬物 A の溶解度は 1000 µg/mL であった．有効面積を一定に保ち，シンクの条件（$C_s \gg C$）で測定した時，下図に示す結果が得られた．この時の見かけの溶解速度定数 min^{-1}・cm^{-2} はいくらか．

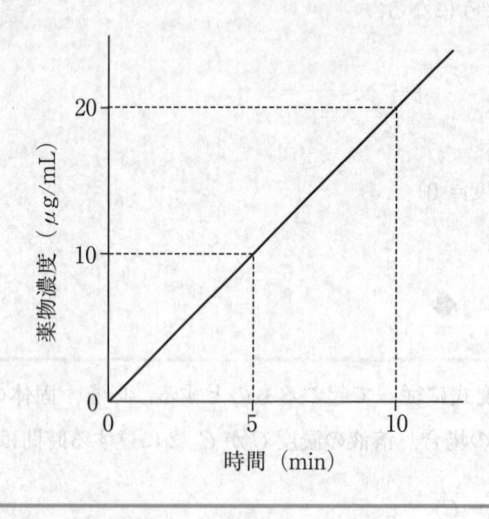

（正解）$k = 0.0005$ min^{-1}・cm^{-2}

（解説）グラフより，5 min 後の薬物濃度が 10 µg/mL であり，シンクの条件（$C_s \gg C$）を満たしている．したがって，式（2.15）の $C = kSC_s t$ より，

10 µg/mL = k · 4 cm^2 · 1000 µg/mL · 5 min

$k = 10/20000 = 0.0005\,\text{min}^{-1}\cdot\text{cm}^{-2}$

◆ 練習問題 ◆

2.3 固体薬物の溶解速度を測定し，下記の結果を得た．見かけの溶解速度定数を求めなさい．ただし，薬物の溶解度は $4\,\text{mg/mL}$，固体薬物の有効表面積は $1\,\text{cm}^2$ であり，実験中，表面積は変化しないものとする．さらに測定時間内ではシンク条件が成立しているものとする．

時間（min）	0	2	4	6	10
薬物濃度（mg/mL）	0	0.021	0.039	0.061	0.100

2.4 ある薬物について，有効表面積が一定となるように回転円盤法を用いて溶出試験を行った．温度 T_1 および T_2（$T_1 > T_2$）において，他の条件は同一として試験を行ったとき，$\ln(C_s - C)$ を時間に対してプロットした図として適当なものはどれか．ただし，C は時間 t における溶液中の薬物の濃度，C_s は薬物の溶解度であり，$t = 0$ のとき $C = 0$，また薬物の溶解過程は吸熱とする．

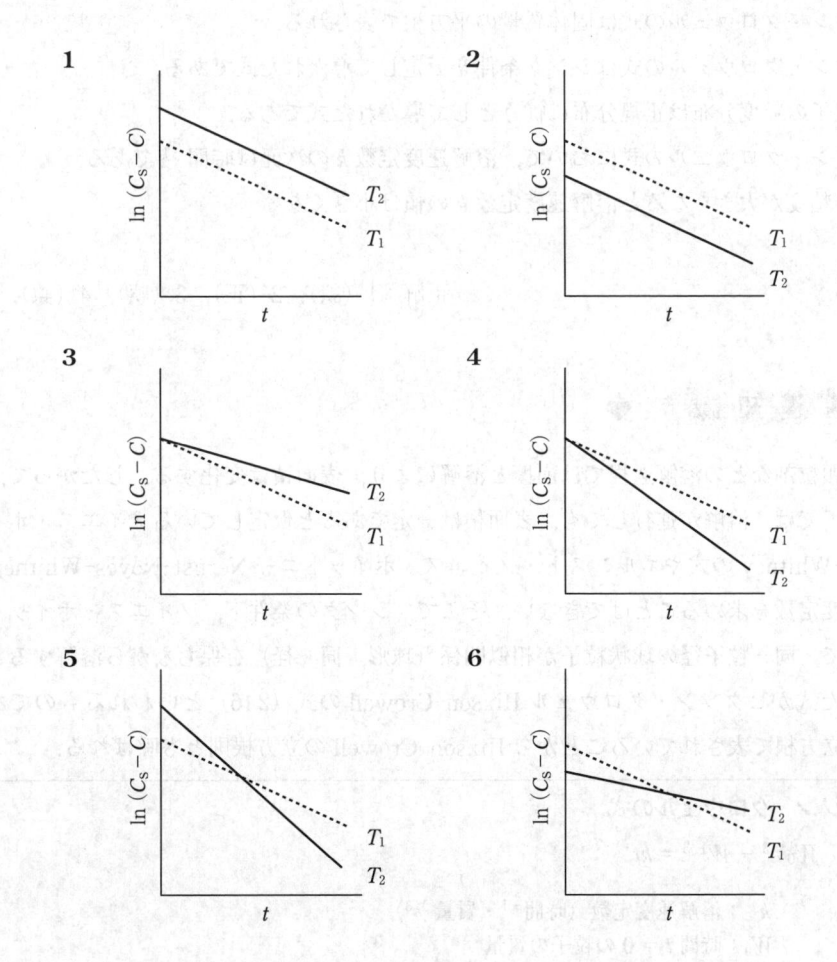

2.3 ヒクソン・クロウェルの式

◆ 重要ポイント ◆

*溶解に伴う**表面積の減少を考慮**した溶解速度式として**ヒクソン・クロウェル** Hixson-Crowell の式がある．
*シンク条件下，成立する．
*粒子径が一定の球状粒子からなり，その粒子が**球状を保って溶解**すると仮定して導かれた式である．

◆ 確認問題 ◆

以下の記述の正誤を答えよ．
1. ヒクソン・クロウェルの式は固体質量の平方根で表される．
2. ヒクソン・クロウェルの式はシンク条件を仮定して導かれた式である．
3. 粉末粒子の粒度分布は正規分布に従うとして導かれた式である．
4. ヒクソン・クロウェルの式において，溶解速度定数 k の次元は時間$^{-1}$ である．
5. 溶媒の粘度が大きくなると溶解速度定数 k の値は小さくなる．

正解：1（誤），2（正），3（誤），4（誤），5（正）

◆ 基礎知識 ◆

錠剤や顆粒剤などの溶解過程では崩壊と溶解により，表面積は変化する．したがって，このような条件下では，溶解が進行しても，表面積は一定であると仮定しているノイエス・ホイットニー Noyes-Whitney の式やネルンスト・ノイエス・ホイットニー Nernst-Noyes-Whitney の式から溶解速度定数を求めることはできない．そこで，シンクの条件下，ノイエス・ホイットニーの式において，同一粒子径の球状粒子が相似関係（球形，同一径）を保ちながら溶解すると仮定して導かれた式がヒクソン・クロウェル Hixson-Crowell の式（2.16）といわれるものである．固体質量の立方根で表されていることから Hixson-Crowell の立方根則とも呼ばれる．

ヒクソン・クロウェルの式

$$W_0^{1/3} - W^{1/3} = kt \tag{2.16}$$

k：溶解速度定数（時間$^{-1}$・質量$^{1/3}$）
W_0：時間 $t = 0$ の粒子の質量
W：t 時間経過後の粒子の質量

時間 t に対して，質量の立方根の変化（$W_0^{1/3} - W^{1/3}$）をプロットすると，次図のような直線のグラフが得られ，その傾きから溶解速度定数 k を求めることができる．

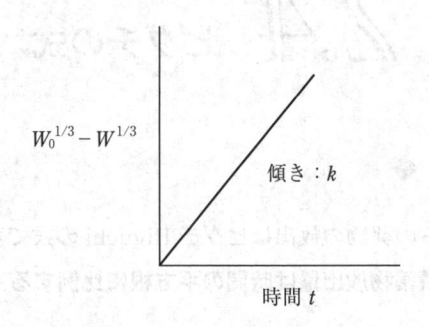

◆ 例 題 ◆

5 粉末医薬品Aはヒクソン・クロウェルの式に従って溶解する．医薬品Aの水溶液中での溶解速度定数 k が $0.1\ \text{g}^{1/3}\cdot\text{min}^{-1}$ であったとき，医薬品A 8 g を 10 分間溶解した．残存する医薬品量はどれぐらいか．

（正解）1 g
（解説）ヒクソン・クロウェルの式（2.16）に代入すると，

$$W_0^{1/3} - W^{1/3} = kt$$
$$8^{1/3} - W^{1/3} = 0.1 \times 10$$
$$2 - W^{1/3} = 1 \qquad W^{1/3} = 1 \qquad \text{したがって} \qquad W = 1\ \text{g}$$

◆ 練習問題 ◆

2.5 ヒクソン・クロウェルの式に従って溶解する粉末医薬品 1 g の溶解性を調べたところ，試験開始 2 分後，医薬品の 27.1% が溶解し，$k = 0.05\ \text{g}^{1/3}\cdot\text{min}^{-1}$ と算出された．試験開始 8 分後には医薬品の何 % が溶解するか．

2.6 ヒクソン・クロウェルの式に従って溶解する粉末医薬品 8 g の溶解性を調べたところ，試験開始 2 分後，粉末医薬品の質量が 1 g であった．溶解速度定数 $k\,(\text{g}^{1/3}\cdot\text{min}^{-1})$ はいくらか．

2.4 ヒグチの式

◆ 重要ポイント ◆

＊不溶性のマトリックスからの薬物の放出は**ヒグチ Higuchi の式**で表される．
＊ヒグチの式において，**累積薬物放出量は時間の平方根に比例する**．

◆ 確 認 問 題 ◆

ヒグチの式に関する以下の記述の正誤を答えよ．
1. 不溶性のマトリックスからの累積薬物放出量は時間に比例する．
2. 不溶性のマトリックスからの累積薬物放出量は時間に反比例する．
3. 不溶性のマトリックスからの累積薬物放出量は時間の 1/2 乗に比例する．
4. 不溶性のマトリックスからの累積薬物放出量は時間の 1/3 乗に比例する．
5. 不溶性のマトリックスからの累積薬物放出量と時間との間に相関はない．

正解：1（誤），2（誤），3（正），4（誤），5（誤）

◆ 基 礎 知 識 ◆

リザーバー型放出制御製剤からの薬物の放出はリザーバー内の薬物濃度が一定である場合，薬物放出速度は一定となる（**0次放出**）．これに対して，マトリックス型の場合は，マトリックス中に分散している薬物がマトリックス表面から放出されるため，薬物の放出に伴い放出される薬物の拡散距離が増大し，時間とともに放出速度は低下する．このことを考慮して，拡散に関するフィックの第一法則を適用して導かれた式がヒグチの式（2.17）であり，マトリックス型製剤の設計にあたっては極めて重要な式である．

ヒグチの式

$$Q = [D(2A - C_s) \cdot C_s \cdot t]^{1/2} \tag{2.17}$$

Q：時間 t までの単位面積当たりの累積薬物放出量，D：マトリックス中の薬物の拡散定数，A：マトリックス単位容積当たりの薬物量，C_s：マトリックス中の薬物の溶解度

式（2.17）より，時間の平方根に対して累積薬物放出量 Q をプロットすると直線関係が得られる．一般に，$A \gg C_s$ であることから，式（2.17）は，下式のように簡略化される．

$$Q = [2A \cdot D \cdot C_s \cdot t]^{1/2} \tag{2.18}$$

第 2 章　溶解度と溶解速度

◆　**例　題**　◆

> [6]　水に不溶の高分子マトリックス中に分散させたとき，水中におけるマトリックス表面からの薬物の放出は次式に従うものとする．次の記述の正誤を答えなさい．
>
> $$Q = [D(2A - C_s) \cdot C_s \cdot t]^{1/2}$$
>
> t：時間
> Q：時間 t までの単位面積当たりの累積薬物放出量
> D：マトリックス中での薬物の拡散定数
> A：マトリックス単位容積当たりの薬物量
> C_s：マトリックス中の薬物の溶解度
>
> 1. 累積薬物放出量は時間の平方根に対して直線となる．
> 2. 薬物放出速度は時間の平方根に対して直線となる．
> 3. $A \gg C_s$ のとき，この式は以下のように近似できる．
>
> $$Q = [2A \cdot D \cdot C_s \cdot t]^{1/2}$$
>
> 4. この式は薬物がマトリックス中に溶解し，その表面から放出されると仮定して導かれる．

（正解）1. 正，2. 誤，3. 正，4. 正
（解説）設問は，マトリックスからの薬物放出を考える**ヒグチの式**である．
　　1. 式（2.17），（2.18）のいずれからも時間 t までの単位面積当たりの**累積薬物放出量 Q は，時間の平方根に比例**し，両者は直線関係を示す．
　　2. マトリックス型の場合，**薬物放出速度**は時間とともに低下し，反比例の関係にある．
　　3. $Q = [2A \cdot D \cdot C_s \cdot t]^{1/2}$ である．
　　4. ヒグチの式は**マトリックス中に溶解した薬物がその表面から Fick の拡散に関する第一法則**に従って放出することを仮定して導かれたものである．

◆　**練 習 問 題**　◆

2.7　水に不溶の高分子マトリックス中に薬物を分散させたとき，水中におけるマトリックス表面からの薬物の放出は次のヒグチの式に従うものとする．一般に，マトリックス製剤では $A \gg C_s$ であると仮定した場合，時間の平方根に対して Q をプロットした時の直線の傾きを式中のパラメーターを用いて表しなさい．

$$Q = [D(2A - C_s) \cdot C_s \cdot t]^{1/2}$$

t：時間
Q：時間 t までの単位面積当たりの累積薬物放出量
D：マトリックス中での薬物の拡散定数

A：マトリックス単位容量当たりの薬物量
C_s：マトリックス中の薬物の溶解度

2.8 ある薬物のシリコーンマトリックスからなる徐放性製剤を作製した．シリコーンマトリックスの単位体積当たりの薬物量 A は 100 g/10³ cm³，シリコーンマトリックス中の薬物溶解度 C_s および拡散係数 D はそれぞれ，1.5 g/10³ cm³，および 3.4×10^{-2} cm²/day であった．シリコーンマトリックスからの薬物の放出がヒグチの式に従うとき，単位体積 10³ cm³，1日当たりの薬物放出量はいくらになるか．

3 酸・塩基の溶解

3.1 酸・塩基の解離平衡

◆ **重要ポイント** ◆

* 溶質が，陽イオンと陰イオンに分かれることを**解離**といい，常に分子形のみでイオン形を生じない溶質を**非電解質**，イオン形と分子形の両方が存在する溶質を**電解質**という．
* 電解質（酸，塩基）には，水溶液中でほぼ全てがイオン形として存在する**強電解質**（強酸，強塩基）と，溶液のpHによって分子形とイオン形の両者が混在する**弱電解質**（弱酸，弱塩基）がある．イオン形と分子形のモル濃度比は，溶液のpHと弱電解質のpK_aによって決まる．
* 医薬品の多くは，構造中にカルボキシル基やアミノ基などの官能基を有しており，弱電解質である．

◆ **確認問題** ◆

以下の記述の正誤を答えよ．

1. 食塩やブドウ糖は弱電解質である．
2. 水に酢酸を溶かしたとき，ほとんどがイオン形として存在する．
3. 酸解離定数K_aの値が小さいとき，pK_aの値は大きくなる．
4. 酢酸のpK_aが4.7であり，酢酸溶液のpHが4.7のとき，酢酸と酢酸イオンのモル濃度は等しい．
5. 温度25°Cにおいて，酢酸（弱酸）の酸解離定数K_aと酢酸イオン（共役塩基）の塩基解離定数K_bを乗じた値は，水のイオン積K_w（10^{-14}）に等しい．

正解：1（誤），2（誤），3（正），4（正），5（正）

◆ 基 礎 知 識 ◆

(1) 酸，塩基の定義

1) アレニウス Arrhenius は，塩酸や酢酸のように水溶液中で水素イオン（H^+）を与え酸性を示す化合物を酸，水酸化ナトリウムやアンモニアのように水酸化物イオン（OH^-）を与え，アルカリ性を示す化合物を塩基と定義した．
2) ルイス Lewis は，電子対を受け取るあらゆる物質（電子対受容体）を酸（ルイス酸），電子対を供与するあらゆる物質（電子対供与体）を塩基（ルイス塩基）と定義した．
3) ブレンステッド Brønsted とローリー Lowry は，H^+ を放出できる物質（プロトン供与体）を酸，H^+ を受け取ることのできる物質（プロトン受容体）を塩基と定義した．この定義では，CH_3COOH（酸）＋ H_2O（塩基） $\rightleftarrows$ H_3O^+（共役酸）＋ CH_3COO^-（共役塩基）という関係になり，反応の進む方向によって，同じ分子が，酸としても，塩基としても働くことになる．このような関係を酸-塩基の共役関係という．

(2) ブレンステッドとローリーによる酸・塩基の平衡反応

ブレンステッドとローリーによる酸・塩基の平衡反応は以下のように表される．

	弱 酸	弱塩基
平衡式	HA（弱酸）＋ H_2O（弱塩基） $\rightleftarrows$ H_3O^+（共役酸）＋ A^-（共役塩基）	B（弱塩基）＋ H_2O（弱酸） $\rightleftarrows$ BH^+（共役酸）＋ OH^-（共役塩基）
平衡定数	$K = \dfrac{[H_3O^+][A^-]}{[HA][H_2O]}$	$K = \dfrac{[BH^+][OH^-]}{[B][H_2O]}$
解離定数	$K_a = K \cdot [H_2O] = \dfrac{[H_3O^+][A^-]}{[HA]}$	$K_b = K \cdot [H_2O] = \dfrac{[BH^+][OH^-]}{[B]}$

弱酸の解離定数を酸解離定数（K_a），弱塩基の解離定数を塩基解離定数（K_b）という．また，平衡式に関連するパラメーターとして，① $pH = -\log[H_3O^+]$，② $pK_a = -\log K_a$，③ $pK_b = -\log K_b$，④ 水のイオン積 $K_w = [H_3O^+] \cdot [OH^-] = K_a \cdot K_b = 10^{-14}$（25℃），⑤ $pK_w = -\log K_w$，⑥ $pK_w = pK_a + pK_b = 14$（25℃）等が重要である．

(3) 酸，塩基の強さ（解離度，溶液の pH）

強酸や強塩基は水中でほぼ全ての分子が解離（電離）することから，酸，塩基の強さは，溶質の濃度で表すことができる．例えば HCl 水溶液の場合，水溶液中 HCl モル濃度 ＝ H^+ モル濃度であり，NaOH 水溶液の場合は，水溶液中 NaOH モル濃度 ＝ OH^- モル濃度である．一方，弱酸，弱塩基の場合は，水溶液中において，ごく一部しか解離しない．弱電解質を水に溶解した際の解

第3章　酸・塩基の溶解

離度と溶液の pH は以下のように算出することができる．

(1) 弱酸が水に溶解するとき，そのモル濃度を C，その解離度を α とすると，

$$HA + H_2O \rightleftharpoons A^- + H_3O^+ (H^+ と表す) \tag{3.1}$$
$$C(1-\alpha) \qquad\qquad C\alpha \quad C\alpha$$

平衡定数 K は，

$$K = \frac{[H^+][A^-]}{[HA][H_2O]} \tag{3.2}$$

水分子（H_2O）の濃度変化は，無視できるほど微小であり，これを酸解離定数（K_a）に組み込むと

$$K_a = K[H_2O] = \frac{[H^+][A^-]}{[HA]} = \frac{C\alpha \cdot C\alpha}{C(1-\alpha)} = \frac{C\alpha^2}{(1-\alpha)} \tag{3.3}$$

一般に弱電解質の解離度は非常に小さく，$1-\alpha \approx 1$ とみなせることから，$K_a = C\alpha^2$ となる．

$$\alpha = \sqrt{K_a/C} \tag{3.4}$$
$$[H^+] = C\alpha = \sqrt{K_a C} \tag{3.5}$$

すなわち，弱酸を溶かした水溶液の pH は，その物質固有の pK_a とそのモル濃度に依存する．

(2) 弱塩基を水に溶解し，そのモル濃度を C，その解離度を α とすると，

$$B + H_2O \rightleftharpoons BH^+ + OH^- \tag{3.6}$$
$$C(1-\alpha) \qquad\quad C\alpha \quad C\alpha$$

塩基解離定数（K_b）は

$$K_b = K[H_2O] = \frac{[BH^+][OH^-]}{[B]} = \frac{C\alpha \cdot C\alpha}{C(1-\alpha)} = \frac{C\alpha^2}{(1-\alpha)} \tag{3.7}$$

一般に弱電解質の解離度は非常に小さく，$1-\alpha \approx 1$ とみなせることから，$K_b = C\alpha^2$ となる．

$$\alpha = \sqrt{K_b/C} \tag{3.8}$$
$$[OH^-] = C\alpha = = \sqrt{K_b C} \tag{3.9}$$

25℃では，$[H^+][OH^-] = K_w$ （水のイオン積）より $[H^+] = K_w/[OH^-]$，

$$[H^+] = K_w/\sqrt{K_b C} \tag{3.10}$$

◆ 例　題 ◆

1　解離定数に関する記述の正誤について，正しい組合せはどれか．
a　pK_a の値が小さいほど，酸性の強さは小さい．
b　pK_b の値が大きいほど，塩基性の強さは大きい．
c　pK_a の値は，解離している分子種と解離していない分子種が等モル量存在している溶液の pH に等しい．
d　25℃における弱電解質水溶液では，$pK_a \times pK_b = 14$ として取り扱える．
e　$pK_b = 8$ の塩基性薬物は，pH = 9 の水溶液においてはほとんどがイオン形で存在している．

	a	b	c	d	e
1	正	正	誤	誤	正
2	誤	誤	正	誤	正
3	正	正	誤	正	誤
4	誤	誤	正	誤	誤
5	誤	正	正	正	正

（第 88 回国試）

（正解）4
（解説）

a　強い酸ほど酸解離定数（K_a）は大きく，$-\log K_a = pK_a$ の関係より pK_a は小さくなる．

b　$pK_b = -\log K_b$ であり，pK_b が小さいほど，塩基性は強い．

c　弱酸の場合，$pH = pK_a + \log \frac{[イオン型]}{[分子形]}$ である．すなわち，[イオン形] = [分子形] のとき，$\log \frac{[イオン型]}{[分子形]} = 0$ となり，$pH = pK_a$ である．

d　25℃において，$pK_a + pK_b = 14$ として取り扱える．

e　$pK_b = 8$ の塩基性薬物の場合，その共役酸の $pK_a = 6$ である．塩基性薬物の場合，$pH = pK_a$ のとき，分子形とイオン形のモル濃度の比は 1：1 であり，アルカリ側になるにつれ分子形が増える．すなわち，pH = 9 においては，ほとんどが分子形である．

> **2** 0.22 mol/L 酢酸水溶液の水素イオン濃度 [H^+] に最も近い値 (mol/L) はどれか．ただし，酢酸の電離定数は $K_a = 1.80 \times 10^{-5}$ とする．
> 1　1.00×10^{-5}　2　1.80×10^{-5}　3　1.99×10^{-5}　4　1.00×10^{-5}　5　1.99×10^{-3}
>
> (第81回国試)

(正解) 5

(解説) 酢酸のモル濃度を C，解離度を α とすると，

$$CH_3COOH + H_2O \rightleftharpoons CH_3COO^- + H_3O^+ (H^+ と表す)$$
$$C(1-\alpha) \qquad\qquad\qquad C\alpha \qquad C\alpha$$

$$K_a = K \cdot [H_2O] = \frac{[H^+][CH_3COO^-]}{[CH_3COOH]} = \frac{C\alpha \cdot C\alpha}{C(1-\alpha)} = \frac{C\alpha^2}{(1-\alpha)}$$

一般に弱電解質の解離度は非常に小さく，$1-\alpha \approx 1$ とみなせるから，$K_a = C\alpha^2$．
$\alpha = \sqrt{K_a/C}$ より，$\alpha = \sqrt{1.80 \times 10^{-5}/0.22} = 9 \times 10^{-3}$
$[H^+] = C\alpha$ より，　$[H^+] = 0.22 \times 9 \times 10^{-3} = 1.98 \times 10^{-3}$ mol/L

3.2　pK_a とヘンダーソン・ハッセルバルヒの式

◆　**重要ポイント**　◆

＊弱電解質は，溶液の pH によって，分子形とイオン形の存在比が変わる．
＊弱酸は酸性領域で分子形となり，弱塩基はアルカリ領域で分子形となる．
＊溶液中における弱電解質の分子形・イオン形の比率を求める式をヘンダーソン・ハッセルバルヒ Henderson-Hasselbalch の式という．

◆　**確 認 問 題**　◆

以下の記述の正誤を答えよ．
1. サリチル酸は，酸性領域では主にイオン形になる．
2. 弱電解質の溶解速度を求める式として，ヘンダーソン・ハッセルバルヒの式がある．
3. 弱電解質の分子形・イオン形の比率は，溶解度に密接に関与する．
4. 弱電解質の分子形・イオン形の比率は，脂溶性には影響しない．
5. 弱電解質の消化管における溶解や吸収は，消化管における pH の影響を受ける．

正解：1 (誤), 2 (誤), 3 (正), 4 (誤), 5 (正)

◆ **基礎知識** ◆

(1) 弱酸の分子形・イオン形モル濃度比率

溶液中の弱酸の分子形を HA，イオン形を A^- と表した場合，以下の平衡式が成立する．

$$HA + H_2O \rightleftharpoons A^- + H_3O^+ \quad (H^+ と表す) \tag{3.11}$$

水は大量にあり，濃度は一定であるとすると，酸解離定数 K_a は，

$$K_a = \frac{[H^+][A^-]}{[HA]} \tag{3.12}$$

両辺の対数をとると

$$\log K_a = \log[H^+] + \log \frac{[A^-]}{[HA]} \tag{3.13}$$

$\log K_a = -pK_a$, $\log[H^+] = -pH$ より，弱酸の分子形：イオン形の割合は以下の式で表せる．

ヘンダーソン・ハッセルバルヒの式

$$pH = pK_a + \log \frac{[A^-]}{[HA]} = pK_a + \log \frac{[イオン形]}{[分子形]} \tag{3.14}$$

$$\frac{[イオン形]}{[分子形]} = 10^{pH - pK_a} \tag{3.15}$$

$$[イオン形] = [分子形] \times 10^{pH - pK_a} \tag{3.16}$$

$$[分子形] = [イオン形] \times 10^{pK_a - pH} \tag{3.17}$$

すなわち，弱酸性化合物の分子形分率 β は

$$\beta = \frac{[分子形]}{[分子形] + [イオン形]} = \frac{[HA]}{[HA] + [HA] \cdot 10^{pH - pK_a}} = \frac{1}{1 + 10^{pH - pK_a}} \tag{3.18}$$

同様に，弱酸性化合物のイオン形分率 α は

$$\alpha = \frac{[イオン形]}{[分子形] + [イオン形]} = \frac{1}{1 + [HA]/[A^-]} = \frac{1}{1 + 10^{pK_a - pH}} \tag{3.19}$$

(2) 弱塩基の分子形・イオン形モル濃度比率

弱塩基の分子形を B，イオン形を BH^+ と表した場合，以下の平衡式が成立する．
塩基解離反応として表す場合は，

$$B + H_2O \rightleftharpoons BH^+ + OH^- \tag{3.20}$$

酸解離反応として表す場合は以下の式になる．なお，ここで弱塩基の pK_a 値とは，共役酸(BH^+)の酸解離定数を表す．

$$BH^+ + H_2O \rightleftharpoons H_3O^+ + B \tag{3.21}$$

それぞれの平衡式から，

$$塩基解離定数: K_b = \frac{[BH^+][OH^-]}{[B]} \tag{3.22}$$

または，

$$酸解離定数: K_a = \frac{[H_3O^+][B]}{[BH^+]} \tag{3.23}$$

両辺の対数をとると，

$$\log K_b = \log[OH^-] + \log \frac{[BH^+]}{[B]} \tag{3.24}$$

または

$$\log K_a = \log[H^+] + \log \frac{[B]}{[BH^+]} \tag{3.25}$$

$\log K_a = -pK_a$，$\log[H^+] = -pH$，および（3.25）式より，弱塩基の分子形：イオン形の割合は以下の式で表せる．

$$pK_a = pH - \log \frac{[B]}{[BH^+]} = pH + \log \frac{[イオン形]}{[分子形]} \tag{3.26}$$

$$\frac{[イオン形]}{[分子形]} = 10^{pK_a - pH} \tag{3.27}$$

$$[イオン形] = [分子形] \times 10^{pK_a - pH} \tag{3.28}$$

$$[分子形] = [イオン形] \times 10^{pH - pK_a} \tag{3.29}$$

したがって，弱塩基電解質の分子形分率 β，およびイオン形分率 α は，それぞれ

$$\beta = \frac{[B]}{[B]+[BH^+]} = \frac{[B]}{[B]+[B]\cdot 10^{pK_a - pH}} = \frac{1}{1+10^{pK_a - pH}} \tag{3.30}$$

$$\alpha = \frac{[BH^+]}{[B]+[BH^+]} = \frac{[BH^+]}{[BH^+]+[BH^+]\cdot 10^{pH - pK_a}} = \frac{1}{1+10^{pH - pK_a}} \tag{3.31}$$

(3) 弱酸および弱塩基の分子形分率と溶液の pH の関係（図 3.1）

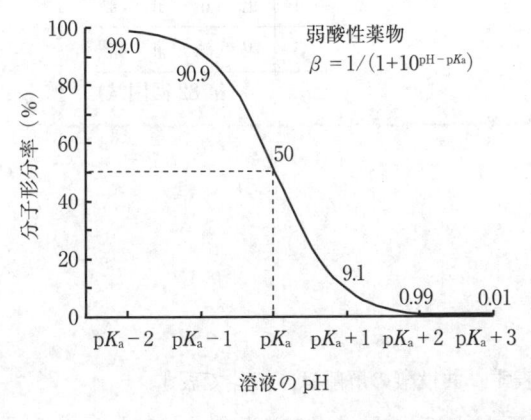

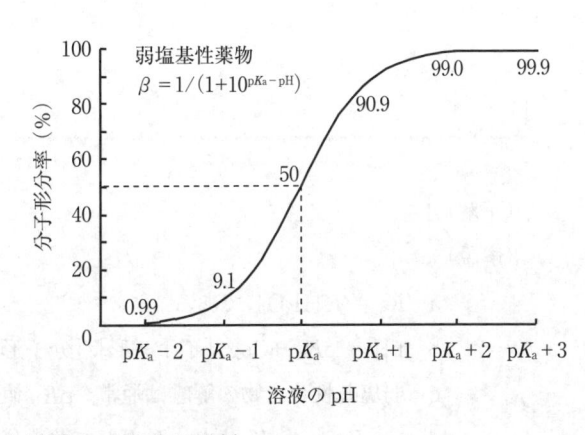

図 3.1 分子形分率と溶液の pH との関係

表 3.1 弱酸と弱塩基の分子形・イオン形分率の比較

	弱酸 [イオン形]/[分子形] = 10^{pH-pK_a}	弱塩基 [イオン形]/[分子形] = 10^{pK_a-pH}
分子形の多い液性（溶けにくい）	酸性（pH ≪ pK_a）	塩基性（pH ≫ pK_a）
イオン形の多い液性（溶けやすい）	塩基性（pK_a ≪ pH）	酸性（pH ≪ pK_a）
分子形分率（pH = pK_a）(%)	50%	50%
分子形分率（pH = pK_a − 1）(%)	$100/(1 + 10^{-1})$ = 90.9%	$100/(1 + 10^1)$ = 9.1%
分子形分率（pH = pK_a + 1）(%)	$100/(1 + 10^1)$ = 9.1%	$100/(1 + 10^{-1})$ = 90.9%
イオン形分率（pH = pK_a − 1）(%)	$100/(1 + 10^1)$ = 9.1%	$100/(1 + 10^{-1})$ = 90.9%
イオン形分率（pH = pK_a + 1）(%)	$100/(1 + 10^{-1})$ = 90.9%	$100/(1 + 10^1)$ = 9.1%

◆ 例 題 ◆

[3] 酸の解離に関する次の記述の正誤について，正しい組合せはどれか．ただし数値は正しいものとする．

a acetic acid の下記の平衡式に関して，平衡定数 K と酸解離定数 K_a の間には，$K = K_a[H_2O]$ の関係がある．$CH_3COOH + H_2O \rightleftharpoons CH_3COO^- + H_3O^+$

b acetic acid の pK_a は 4.7 である．pH 4.7 の水溶液中では，CH_3COOH と CH_3COO^- のモル濃度は等しい．

c 「ammonia の pK_a は 10 である」という記述は正しくない．「ammonium ion の pK_a は 10 である」とするべきである．

d 負の値の pK_a をもつものは，特に強い酸である．

	a	b	c	d
1	誤	正	正	正
2	正	正	誤	正
3	正	誤	誤	正
4	正	正	正	誤
5	誤	誤	正	誤

（第 82 回国試）

（正解）1

（解説）

　　a　$K_a = K[H_2O]$ である．
　　b　pH = pK_a + log([イオン形]/[分子形])
　　c　弱塩基性化合物の解離は通常，pK_b 値で表す．共役酸の解離は，pK_a で表す．
　　d　$\log K_a = -pK_a$ より，酸として強いほど K_a は大で，pK_a が負になる酸も存在する．

4 0.05 mol/L 酢酸水溶液と 0.05 mol/L 酢酸ナトリウム水溶液を容積比 1：4 の割合で混合したときに得られる水溶液の pH の値に最も近いものは次のどれか．
ただし，酢酸の pK_a = 4.5，また log 2 = 0.30，log 3 = 0.48，log 7 = 0.85 とする．
　　1　3.0　　2　4.0　　3　5.0　　4　6.0　　5　7.0　　　　　　　　　（第 86 回国試）

（正解）3
（解説）緩衝液の pH はヘンダーソン・ハッセルバルヒの式を用いて計算できる．酸とその塩からなる緩衝液では，その pH は pH = pK_a + log([イオン形]/[分子形])．酢酸の解離は極めてわずかであることから，酢酸濃度＝[分子形]，一方，酢酸ナトリウムはほぼ完全に解離することから，酢酸ナトリウム濃度＝[イオン形] と表せる．
　　　[イオン形]/[分子形] = 4/1 より，pH = 4.5 + log(2^2) = 4.5 + 2 × 0.3 = 5.1

3.3　pK_a と溶解度

◆　**重要ポイント**　◆

＊溶解度とは，一定の温度において，一定の溶媒に溶ける**限界濃度を示す化合物固有の物性値**であり，溶媒 100 g に溶ける溶質の質量（g）や，溶質 1 g または 1 mL を溶かすに要する溶媒量などで表す．
＊分子形に比べ，イオン形の溶解度は高いことから，溶媒の pH により溶質の分子形・イオン形の濃度比は異なり，溶解度も変化する．

◆　**確　認　問　題**　◆

以下の記述の正誤を答えよ．
1. AgCl や BaSO$_4$ などの無機塩類は，高い水溶性を示す．
2. 日本薬局方において「溶けやすい」とは，溶質 1 g が 1 mL 以上～10 mL 未満の溶媒に溶けるものを表す．
3. pH が高くなるほど，弱塩基の水への溶解度は増大する．
4. pH が低くなるほど，弱酸の水への溶解度は増大する．
5. 弱電解質の溶解度は，結晶構造の異なる結晶多形や粒子径，水和物によって影響を受けない．

正解：1（誤），2（正），3（誤），4（誤），5（誤）

◆ **基礎知識** ◆

溶媒の中に固体が残っているいわゆる飽和溶液の場合，溶液の pH を変えることにより，溶液中に溶解する溶質の濃度，すなわち溶解度は異なってくる．弱電解質の固体は，まず分子形として飽和濃度まで溶解した後，水溶液中で解離し，イオン形は酸解離定数の関係を満たす濃度を維持する．すなわち，水溶液中の弱電解質の溶解度 C_s は，C_s = 分子形の飽和濃度 + イオン形の濃度として表せる．一方，非電解質の溶解度は，分子形の飽和濃度を示すものであり，pH の影響は受けない．

(1) 弱酸の pH 依存的な溶解度

弱酸 HA の溶解度 C_s は，分子形の濃度を [HA]，イオン形の濃度を [A$^-$] とした場合，

$$C_s = [\text{HA}] + [\text{A}^-] \tag{3.32}$$

酸解離定数 K_a は，

$$K_a = \frac{[\text{H}^+][\text{A}^-]}{[\text{HA}]}, \quad \text{よって} \quad [\text{A}^-] = \frac{K_a[\text{HA}]}{[\text{H}^+]} \tag{3.33}$$

と表せる．

分子形 HA の溶解度を C_o とすると，溶解度 C_s は，

$$C_s = [\text{HA}] + [\text{A}^-] = [\text{HA}]\left(1 + \frac{K_a}{[\text{H}^+]}\right) \tag{3.34}$$

$$= C_o\left(1 + \frac{K_a}{[\text{H}^+]}\right) \tag{3.35}$$

また，3.2 で示したように，[A$^-$] = [HA] × $10^{\text{pH}-\text{p}K_a}$ （式 3.16）とも表されることから，

$$C_s = C_o(1 + 10^{\text{pH}-\text{p}K_a}) \tag{3.36}$$

溶液の pH = $\text{p}K_a$ のとき，[分子形]:[イオン形] = 1:1 であり，溶解度は，分子形飽和濃度の 2 倍になる（$10^{\text{pH}-\text{p}K_a}$ = 1）．同様に，pH = $\text{p}K_a$ + 1 の時は，分子形濃度を 1 としたとき，イオン形濃度は 10 倍（$10^{\text{pH}-\text{p}K_a}$ = 10）であり，溶解度は分子形飽和濃度の 11 倍に上昇する．pH = $\text{p}K_a$ + 2 のときはイオン形濃度は分子形濃度の 100 倍（$10^{\text{pH}-\text{p}K_a}$ = 100）になり，溶解度は分子形飽和濃度の 101 倍に上昇する．一方，pH = $\text{p}K_a$ - 1 のときは，イオン形は分子形の 0.1（$10^{\text{pH}-\text{p}K_a}$ = 0.1）であり分子形飽和濃度の 1.1 倍の溶解度に，pH = $\text{p}K_a$ - 2 のときは分子形飽和濃度の 1.01 倍（$10^{\text{pH}-\text{p}K_a}$ = 0.01）の溶解度になる．このように，弱酸化合物の場合，その溶解度は pH の上昇に伴い増大する．

(2) 弱塩基の pH 依存的な溶解度

弱塩基 B の溶解度 C_s は，分子形の濃度を [B]，イオン形の濃度を [BH$^+$] と表した場合，

$$C_s = [\text{B}] + [\text{BH}^+] \tag{3.37}$$

共役酸の解離定数 K_a は，

$$K_\mathrm{a} = \frac{[\mathrm{H}^+][\mathrm{B}]}{[\mathrm{BH}^+]}, \quad \text{よって} \quad [\mathrm{BH}^+] = \frac{[\mathrm{H}^+][\mathrm{B}]}{K_\mathrm{a}} \tag{3.38}$$

分子形 B の溶解度を C_o とすると，溶解度 C_s は

$$C_\mathrm{s} = [\mathrm{B}] + [\mathrm{BH}^+] = [\mathrm{B}]\left(1 + \frac{[\mathrm{H}^+]}{K_\mathrm{a}}\right) \tag{3.39}$$

$$= C_\mathrm{o}\left(1 + \frac{[\mathrm{H}^+]}{K_\mathrm{a}}\right) \tag{3.40}$$

また，$[\mathrm{BH}^+] = [\mathrm{B}] \times 10^{\mathrm{p}K_\mathrm{a} - \mathrm{pH}}$ と表されることから，

$$C_\mathrm{s} = C_\mathrm{o}(1 + 10^{\mathrm{p}K_\mathrm{a} - \mathrm{pH}}) \tag{3.41}$$

となる．

弱塩基の場合，溶液の pH = $\mathrm{p}K_\mathrm{a}$ のとき，［分子形］：［イオン形］= 1：1 であり，溶解度は，分子形飽和濃度の 2 倍になる．pH = $\mathrm{p}K_\mathrm{a}$ + 1 のときは，分子形濃度 1 に対し，イオン形濃度は 0.1（$10^{\mathrm{p}K_\mathrm{a} - \mathrm{pH}} = 0.1$）であり溶解度は C_o の 1.1 倍，pH = $\mathrm{p}K_\mathrm{a}$ + 2 のときはイオン形濃度は分子形濃度の 0.01 倍（$10^{\mathrm{p}K_\mathrm{a} - \mathrm{pH}} = 0.01$）になり，溶解度は C_o の 1.01 倍である．一方，pH = $\mathrm{p}K_\mathrm{a}$ − 1 のときは，分子形濃度 1 に対し，イオン形濃度は 10 倍（$10^{\mathrm{p}K_\mathrm{a} - \mathrm{pH}} = 10$）であり C_o の 11 倍の溶解度となり，pH = $\mathrm{p}K_\mathrm{a}$ − 2 のときは，C_o の 101 倍の溶解度を示す．このように，弱塩基の場合は，$\mathrm{p}K_\mathrm{a}$ に比べ溶液の pH が低下するに伴いイオン形の濃度比が上昇し，溶解度は増大する．

(3) 難溶性電解質の溶解度

電解質であっても水に溶けやすいとは限らない．例えば，AgBr の溶解度は，0.135 mg/L（25℃），AgCl は 1.93 mg/L（25℃），CaF_2 は 15 mg/L（18℃），$Ca(OH)_2$ は 1690 mg/L（25℃）である．このように水に難溶性の電解質の溶解度は，ある温度における溶解度積 solubility product（K_sp）で示される．

塩化銀 AgCl の K_sp（25℃）は，

$$K_\mathrm{sp} = [\mathrm{Ag}^+][\mathrm{Cl}^-] = 1.77 \times 10^{-10} \qquad \text{単位：}(\mathrm{mol/L})^2$$

水酸化カルシウム $Ca(OH)_2$ の K_sp（25℃）は，

$$K_\mathrm{sp} = [\mathrm{Ca}^{2+}][\mathrm{OH}^-]^2 = 5.02 \times 10^{-6} \qquad \text{単位：}(\mathrm{mol/L})^3$$

一般式 $\mathrm{M}_m\mathrm{X}_n$ の化合物の一部が水に溶け，M^{n+} と X^{m-} の両イオンが生成するとき，

$$K_\mathrm{sp} = [\mathrm{M}^{n+}]^m[\mathrm{X}^{m-}]^n \qquad \text{単位：}(\mathrm{mol/L})^{m+n}$$

こうした溶液中に共通な他の塩，例えば塩化銀の水溶液に Ag^+ か Cl^- を加えると，K_sp を一定に保つように AgCl が析出する．

◆ 例 題 ◆

5 弱酸性薬物は水溶液中で HA $\rightleftarrows$ H$^+$ + A$^-$ のように解離する．pK_a 値が 5.0，非解離形薬物 HA の溶解度が 0.1 mol/L である弱酸性薬物の結晶 0.11 mol を 0.01 mol/L の塩酸 0.1 L に懸濁し，塩基 B を少量ずつ添加していくとき，pH 5 から pH 8 における溶解した非解離形薬物濃度［HA］を示すグラフは次のどれか．ただし，HA および A$^-$ は塩酸および塩基 B と反応せず，結晶の溶解および塩基 B の添加による体積変化は無視できるものとする．

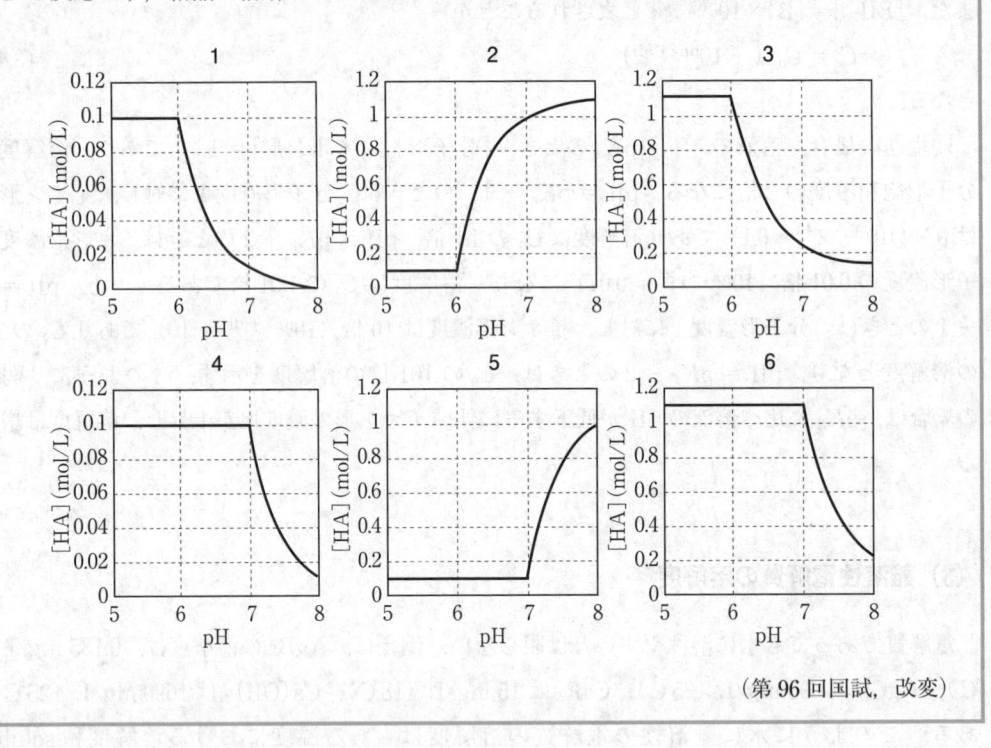

（第 96 回国試，改変）

（正解）1

（解説）弱酸性薬物がすべて溶解すると，溶液濃度は 1.1 mol/L（= 0.11 mol/100 mL）になる．弱酸性薬物の溶解度 S_t と溶液 pH の関係式を用いて，S_t が 1.1 mol/L になるときの溶液 pH を計算する．$S_t = S_o(1 + 10^{pH-pK_a})$ より，$1.1 = 0.1(1 + 10^{pH-5})$ であり，pH = 6 である．すなわち，溶液 pH = 6 においては，薬物結晶はすべて溶解する．また，pH が 6 になるまでは，溶液中の非解離型薬物濃度は 0.1 mol/L に保たれる．pH > 6 の領域では，pH の増加とともに非解離型濃度は減少する．

6 ある難溶性塩 M₂X（式量 250）は，水中で解離し，次式のような平衡状態にある．

$$(M_2X)_{固体} \rightleftarrows 2M^+ + X^{2-}$$

M₂X は水 1 L に 1.0 mg 溶けた．溶解度（mol/L）と溶解度積の正しい組合せはどれか．

	溶解度	溶解度積
1	4.0×10^{-6}	2.56×10^{-16}
2	4.0×10^{-6}	6.40×10^{-11}
3	4.0×10^{-3}	2.56×10^{-16}
4	4.0×10^{-3}	1.60×10^{-17}
5	2.5×10^{-3}	6.40×10^{-11}

（第 85 回国試）

（正解）1

（解説）物質 M₂X の式量は 250，1 L に 1.0 mg 溶けたので，その溶解度（mol/L）は，$1.0 \times 10^{-3}/250 = 4.0 \times 10^{-6}$ になる．

$(M_2X)_{固体} \rightleftarrows 2M^+ + X^{2-}$ より，M₂X 1 mol は M⁺ 2 mol，X²⁻ 1 mol に解離するので，$[M^+] = 2 \times 4 \times 10^{-6}$，$[X^{2-}] = 4 \times 10^{-6}$

すなわち，溶解度積 $K_{sp} = [M^+]^2 \times [X^{2-}] = (8 \times 10^{-6})^2 \times (4 \times 10^{-6}) = 2.56 \times 10^{-16}$ (mol/L)³

3.4 pK_a と緩衝方程式

◆ **重要ポイント** ◆

* 少量の酸や塩基を加えても，溶液の pH 変化はわずかであるような溶液を **pH 緩衝液**という．
* 酢酸と酢酸ナトリウムのように，弱酸とその塩（共役塩基）からなる溶液を**酸性緩衝液**といい，アンモニアと酢酸アンモニウムのように弱塩基とその塩（共役酸）からなる溶液を**塩基性緩衝液**という．
* 緩衝液の pH は，弱電解質の分子形・イオン形のモル濃度比率を求める式であるヘンダーソン・ハッセルバルヒ Henderson-Hasselbalch の式より算出される．

◆ **確 認 問 題** ◆

以下の記述の正誤を答えよ．

1. 酢酸（pK_a = 4.76）を水に溶解したとき，酢酸のほとんどはイオン形として存在する．

2. 酢酸水溶液に酸を加えた場合，酢酸はイオン形を生成する方向に傾く．
3. 緩衝液の成分濃度が大きいほど，緩衝作用は大きい．
4. 酸性緩衝液のpHは，pH = pK_a − log([イオン形]/[分子形]) と算出される．
5. 1 mol/L の酢酸-酢酸ナトリウム緩衝液に，NaOH の 0.02 mol/L を加えると，溶液のpHは少なくとも1くらいは，アルカリ側に傾く．

正解：1（誤），2（誤），3（正），4（誤），5（誤）

◆ 基礎知識 ◆

日本薬局方の一般試験法には，酢酸-酢酸ナトリウム（pH 4.0 〜 5.6），リン酸二水素カリウム-リン酸-水酸化ナトリウム（pH 6.8），アンモニア-酢酸アンモニウム（pH 8.0，pH 8.5），ホウ酸-水酸化ナトリウム-塩化カリウム（pH 9.0 〜 10.0），トリスヒドロキシアミノメタン-塩酸（pH 9.5）など多種の緩衝液が収載されている．

(1) 緩衝方程式

少量の強酸や強塩基を加えても，緩衝液のpH変化はわずかである．例えば酢酸-酢酸ナトリウム緩衝液中において，弱酸である酢酸は，以下のような平衡状態にある．

$$CH_3COOH + H_2O \rightleftarrows CH_3COO^- + H_3O^+ \quad (H_3O^+ は H^+ と表す)$$

一方，酢酸ナトリウムは強電解質であり，以下のように完全解離する．

$$CH_3COONa \longrightarrow CH_3COO^- + Na^+$$

酢酸水溶液と酢酸ナトリウム水溶液を混合した場合，溶液中のCH$_3$COO$^-$濃度が増加するため，酢酸の平衡状態は左辺の分子形を生成する方向に傾く．酸性物質の分子形，イオン形が共存するときの溶液のpHは以下の式で算出される．

$$pH = pK_a + \log \frac{[イオン形]}{[分子形]} = pK_a + \log \frac{[CH_3COO^-]}{[CH_3COOH]}$$

すなわち，酢酸-酢酸ナトリウム緩衝液のpHは，酢酸のpK_a値（pK_a = 4.76）と，緩衝液調製に用いた酢酸濃度（＝分子形濃度），および酢酸ナトリウム濃度（＝イオン形濃度）によって決まる．

この酢酸-酢酸ナトリウム緩衝液に，外部から酸を加えた場合，CH$_3$COO$^-$ + H$^+$ ⟶ CH$_3$COOH の反応によって，H$^+$は溶液中から除かれる．同様に塩基（OH$^-$）を加えた場合は，CH$_3$COOH + OH$^-$ ⟶ CH$_3$COO$^-$ + H$_2$O の反応により OH$^-$ は除かれる．酸や塩基の添加により，酢酸の分子形・イオン形濃度比は変わるが，溶液のpH変化はわずかである．このようにpHの変化を抑える作用を緩衝作用という．

(2) 緩衝液pHの算出法

以下の式により，酢酸-酢酸ナトリウム緩衝液のpHを算出することができる．

$$\mathrm{pH} = \mathrm{p}K_\mathrm{a} + \log \frac{[イオン形]}{[分子形]} = \mathrm{p}K_\mathrm{a} + \log \frac{[\mathrm{CH_3COO^-}]}{[\mathrm{CH_3COOH}]}$$

この緩衝液において，0.1 mol/L の酢酸（pK_a = 4.76）と 0.1 mol/L の酢酸ナトリウム，あるいは 1.0 mol/L モルと 1.0 mol/L などのいずれにおいても，[$\mathrm{CH_3COOH}$] と [$\mathrm{CH_3COO^-}$] のモル濃度比は 1 : 1 になり，log[イオン形]/[分子形] = log 1 = 0 となる．すなわち，緩衝液の pH は，pH = pK_a = 4.76 となる．

また，1 mol/L の酢酸と 1 mol/L の酢酸ナトリウムからなる緩衝液に，HCl（= H$^+$ 濃度）を 0.02 mol/L になるように加えると，分子形が 0.02 mol/L 増え，イオン形が 0.02 mol/L 減り，その pH は次のように算出される．

$$\mathrm{pH} = \mathrm{p}K_\mathrm{a} + \log \frac{[イオン形]}{[分子形]} = 4.76 + \log \frac{1.0 - 0.02}{1.0 + 0.02} = 4.74$$

同様に，1 mol/L の酢酸と 1 mol/L の酢酸ナトリウムからなる緩衝液に，NaOH を 0.02 mol/L になるように加えると，その pH は次のように算出される．

$$\mathrm{pH} = \mathrm{p}K_\mathrm{a} + \log \frac{[イオン形]}{[分子形]} = 4.76 + \log \frac{1.0 + 0.02}{1.0 - 0.02} = 4.78$$

このように，緩衝液調製に用いた溶質濃度に比べ，少量（低濃度）の強酸，あるいは強塩基を加えても，緩衝液の pH 変化はわずかな値に留まる．

◆ 例 題 ◆

7 弱酸 HA とそのナトリウム塩 NaA からなる緩衝溶液中では，次の平衡が成り立っている．

$$\mathrm{NaA} \rightleftarrows \mathrm{Na^+} + \mathrm{A^-}$$
$$\mathrm{A^-} + \mathrm{H_2O} \rightleftarrows \mathrm{HA} + \mathrm{OH^-}$$
$$\mathrm{HA} + \mathrm{H_2O} \rightleftarrows \mathrm{A^-} + \mathrm{H_3O^+}$$

NaA が強電解質である場合には，完全に解離しているため，A$^-$ のモル濃度 [A$^-$] は塩の全モル濃度 C_B に等しく，また，弱酸のモル濃度 [HA] は弱酸の全モル濃度 C_A に等しいとみなすことができる．H$_3$O$^+$ を H$^+$ とみなし，HA の解離平衡定数を K_a とすると，

$$K_\mathrm{a} = \frac{[\mathrm{H^+}][\mathrm{A^-}]}{[\mathrm{HA}]} \text{ で表され,}$$

$$[\mathrm{H^+}] = \frac{K_\mathrm{a}[\mathrm{HA}]}{[\mathrm{A^-}]} = K_\mathrm{a} \times \frac{C_\mathrm{A}}{C_\mathrm{B}} \text{ となる.}$$

2.0×10^{-2} mol/L 酢酸と 3.6×10^{-2} mol/L 酢酸ナトリウムからなる緩衝液の pH は，どれか．ただし，酢酸の $K_\mathrm{a} = 1.8 \times 10^{-5}$ とする．

1 3.0   2 4.0   3 4.5   4 5.0   5 5.5

（第 87 回国試）

（正解）4

（解説）$[H^+] = K_a \times C_A/C_B$, $K_a = 1.8 \times 10^{-5}$, $C_A = 2 \times 10^{-2}$, $C_B = 3.6 \times 10^{-2}$ より，
$[H^+] = 1.8 \times 10^{-5} \times 20/36 = 1 \times 10^{-5}$
$pH = -\log[H^+]$ より，$pH = 5.0$

---

8 0.1 mol/L 酢酸ナトリウム水溶液の pH は次のどれか．ただし，酢酸の電離定数は 2.5×10^{-5} (mol/L)，水のイオン積は 1.0×10^{-14} (mol/L)^2，$\log_{10} 2 = 0.30$，$\log_{10} 3 = 0.48$ とする．

1　7.3　　2　7.9　　3　8.4　　4　8.8　　5　9.3　　6　9.6

（第 94 回国試）

（正解）4

（解説）酢酸ナトリウムは水の中でほぼ 100% 解離するため，酢酸イオンの形で存在する．また，酢酸イオンは，酢酸の共役塩基であり，その塩基解離定数 (K_b) は水のイオン積 K_w より，$K_b = K_w/K_a = 1.0 \times 10^{-14}/2.5 \times 10^{-5} = 0.4 \times 10^{-9} = 4 \times 10^{-10}$

また，$[OH^-] = \sqrt{C \cdot K_b}$ より，$[OH^-] = \sqrt{0.1 \times 4 \times 10^{-10}} = 2.0 \times 10^{-5.5}$

$K_w = [H^+][OH^-]$ より，$[H^+] = K_w/[OH^-] = 1.0 \times 10^{-14}/2.0 \times 10^{-5.5} = 0.5 \times 10^{-8.5}$

$pH = -\log(0.5 \times 10^{-8.5}) = 8.5 - \log 0.5 = 8.5 - (\log 1 - \log 2) = 8.5 + 0.3 = 8.8$

◆　**練 習 問 題**　◆

3.1 以下の文章の空欄に適当な数値を入れよ．

pK_a が 5 の弱酸性薬物がある．水溶液の pH = 5 の場合，分子形分率（分子形/(分子形＋イオン形)）は（　1　）% であり，また，pH = 7 における分子形分率は（　2　）% である．分子形のみの溶解度を測定したところ 100 mg/dL であった．これより，消化管 (pH = 6) における溶解度は（　3　）と予測される．なお，本薬物のイオン形は十分に溶解するものとする．

3.2 $pK_a = 1.5$ の塩基性基と $pK_a = 6.5$ の酸性基を有するサルファ剤と，$pK_a = 2.5$ の酸性基と $pK_a = 7.4$ の塩基性基を有するアミノ酸がある．以下の問いに答えよ．なお，答えは，a) サルファ剤のみ該当する，b) アミノ酸のみ該当する，c) 両化合物とも該当する，d) 両化合物とも該当しない，から選びなさい．

1. pH 1 において，大半が正（プラス）に荷電する化合物はどれか．
2. 等電点付近の pH においてほとんどが分子形として存在する化合物はどれか．
3. 等電点付近の pH において，解離基 2 つともほぼ完全に解離しているのはどれか．
4. pH 8 において大半が負（マイナス）に荷電する化合物はどれか．
5. いずれの pH においても，ほとんどがイオン形として存在する化合物はどれか．

4 薬物の膜透過と分配平衡

4.1 膜透過速度

◆ **重要ポイント** ◆

* 分子サイズの小さな物質が，エネルギーを消費せず，特殊な輸送担体（トランスポーター）も用いず，膜の両側の濃度勾配に従って濃度の高い方から低い方へと拡散により透過する輸送を，**単純拡散**といい，その透過速度は，**フィック Fick の法則**により説明される．
* 生体膜の透過経路として，水で満たされた細孔を通る経路（ポアルート）と，膜の脂質部分に溶解し内部を拡散により透過する（リピッドルート）2 つの経路がある．ポアルートの拡散は分子サイズや負荷電による制限があり**制限拡散**と呼ばれ，リピッドルートの拡散は分子形の脂溶性に依存するものであり**溶解拡散**と呼ばれる．
* 弱電解質の分子形が膜の脂質部分に溶け込み透過する場合，pK_a 値，分子形の脂溶性（**分配係数**），および消化管内液の pH 等によって，見かけの透過速度は大きく異なる．

◆ **確 認 問 題** ◆

以下の記述の正誤を答えよ．

1. 単純拡散による薬物の膜透過速度は，膜両側の薬物濃度の勾配に従い，濃度の高い方から低い方へと移動する下り坂輸送である．
2. 単純拡散による薬物の膜透過速度は，膜の吸収表面積に比例し膜の厚さに反比例する．
3. 単純拡散による薬物の膜透過速度は，薬物–薬物間の直接的な相互作用がない場合，類似した構造の化合物が共存しても変化しない．
4. 単純拡散による薬物の膜透過速度は，薬物の分子量の影響は受けない．
5. 単純拡散による弱電解質の生体膜透過速度定数は，薬物の投与量に比例する．

正解：1（正），2（正），3（正），4（誤），5（誤）

◆ 基 礎 知 識 ◆

(1) フィック Fick の法則

　分子サイズの比較的小さな物質は，エネルギーを消費せず，物質の膜両側の濃度勾配を駆動力として膜を透過する．このような膜透過形態を単純拡散といい，フィック Fick の法則（フィック Fick の拡散速度式）によって説明される．物質の透過速度を J，物質の膜内での拡散係数を D（長さ^2/時間），膜を隔てた物質の濃度勾配を dC/dx とすると，

$$J = -D \cdot \frac{dC}{dx} \tag{4.1}$$

ここで，表面積を S，膜の厚さを L，物質の高濃度側を C_1，低濃度側を C_2 とした場合，

$$J = -D \cdot S \cdot \frac{(C_2 - C_1)}{L} \tag{4.2}$$

また，膜透過係数 P（D/L，通常 cm/sec）を用いると，

$$J = P \cdot S \cdot (C_1 - C_2) \tag{4.3}$$

膜透過係数と表面積の積 $P \cdot S$ は，膜透過クリアランスあるいは PS product（permeability surface area product）と呼ばれ，物質間の生体膜透過性を比較する数値として用いられる．また，消化管における薬物吸収を考える場合，膜の内側，すなわち血液中薬物は，血流や組織分布などにより希釈され，$C_1 \gg C_2 \approx 0$ のシンク条件とみなすことができることから，

$$J = P \cdot S \cdot C_1 \tag{4.4}$$

単純拡散による膜透過機構には，以下のような特徴が認められる．
① エネルギー（ATP）を要さず，代謝阻害剤などの影響を受けない．
② 膜透過速度は薬物の濃度勾配に比例する．
③ 膜透過速度の飽和現象は認められず，広い濃度範囲で一定の透過性を示す．
④ 類似した構造の化合物が共存しても，薬物-薬物間の直接的な相互作用がない場合，膜透過速度は単独投与のときと同じである．

(2) 単純拡散と薬物の分配係数

　経口投与される医薬品の多くは脂溶性であり，そのような薬物は生体膜の脂質二重層に一旦溶け込み，膜内を濃度勾配に従い高濃度側から低濃度側に拡散により透過する．この脂質膜における物質の膜透過速度 J は，Fick の法則を用い，下記のように表せる．

$$J = -D \cdot K \cdot S \cdot \frac{(C_2 - C_1)}{L} = P \cdot S \cdot (C_1 - C_2) \tag{4.5}$$

シンク条件（$C_1 \gg C_2 \approx 0$）のときは，さらに以下のように簡略化できる．

$$J = P \cdot S \cdot C_1 \tag{4.6}$$

式 (4.5) の K は膜/水間の物質の分配係数（脂溶性）であり，膜透過係数 $P = D \cdot K/L$ となる．図4.1に示したように，KC_1 は高濃度側の膜表面の物質濃度を表し，脂溶性が高い ($K > 1$) 物質ほど膜内の物質濃度は高くなる．一方，脂溶性が低い ($K < 1$) 物質では，膜内濃度は外液に比べ低いことになる．KC_2 は，低濃度側の膜表面の物質濃度を示すものであるが，シンク条件が成立する場合，濃度はゼロに近づき，より大きな濃度勾配が膜内に形成される．すなわち，分子サイズがほぼ等しく（D が近似），また膜に接した溶液中の物質濃度（C_1）が一定の場合，その物質の透過速度は，脂溶性を示す K に依存する．なお，脂溶性の物質が消化管膜を通過し全身循環血に取り込まれるには，物質が脂質二重層からなる消化管粘膜に分配し，細胞内を拡散した後は，再び消化管粘膜から消化管組織の細胞間液に分配しなければならない．物質の脂溶性が極度に高い場合，消化管液から粘膜への分配は良好といえるが，粘膜から細胞間液への移行が不良であり，膜透過速度が低下する場合がある．

$$J = P \cdot S \cdot (C_1 - C_2)$$

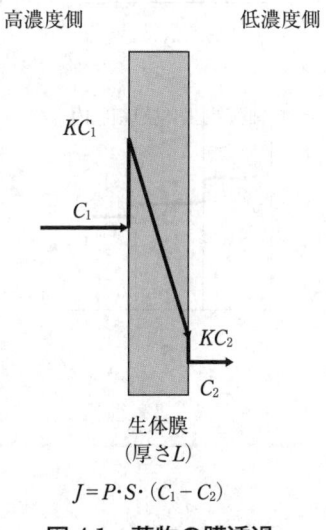

図 4.1　薬物の膜透過

◆ 例 題 ◆

1 薬物が単純拡散により生体膜透過する際の定常状態における模式図を示す．ここで，C_{out} および C_{in} は細胞外および細胞内の薬物濃度とする．細胞外に薬物溶液を入れたときの薬物濃度の特徴を説明するのに最も適した図はどれか．ただし，この薬物の分配係数(生体膜/水)は1より大きいとし，細胞外および細胞内液成分は水と仮定する．

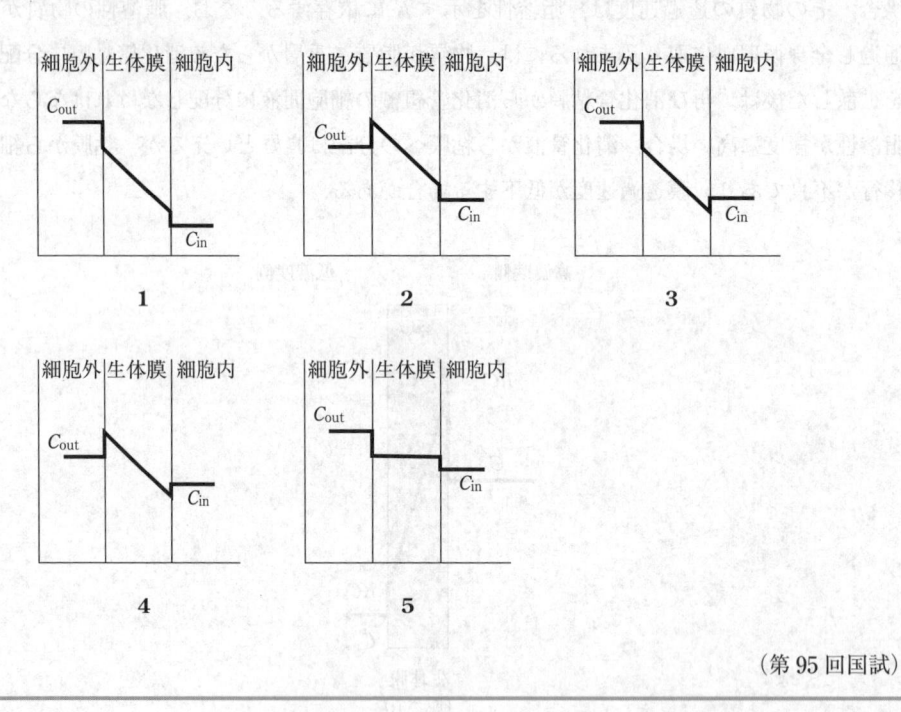

(第95回国試)

(正解) 2

(解説) K が1以上であるから，生体膜の高濃度側表面の濃度は C_{out} より大きい．同様に低濃度側の生体膜表面でも，生体膜表面濃度 $/C_{in} = K$ が成立する．生体膜内の高濃度側と低濃度側には，高濃度から低濃度への傾斜がある．

2 フィック Fick の法則に従い，薬物が単純拡散により輸送される場合，下記の関係の中で，比例関係が成立するものを3つ選びなさい．なお，シンク条件が成立し，低濃度側の薬物濃度はゼロとする．
1. 吸収面積と吸収速度
2. 薬物濃度と吸収速度
3. 薬物の分子形分率と吸収速度
4. 薬物濃度と吸収率
5. 膜の厚さと吸収速度

（正解）1, 2, 3
（解説）4. 吸収率は，広い濃度範囲で一定である．5. 膜の厚さは，吸収速度に対し，反比例する．

4.2 薬物の分配係数と脂溶性

◆ 重要ポイント ◆

* 互いに混合しない2種類の溶媒（水と油）にある溶質を少量加えると，溶質は2つの液相に一定の比率で分配される．その比率を**分配係数**という．
* 水相中に分子形のみが存在するときの分配係数を**真の分配係数**といい，弱電解質のように，分子形とイオン形が共存するときの分配係数を，**見かけの分配係数**という．
* 見かけの分配係数は，**水相中の分子形分率×真の分配係数**として算出される．
* 脂溶性が高い分子形のみが生体膜を透過すると仮定すると，弱電解質の膜透過性（吸収）は，物質の分子形分率と分子形の脂溶性（分配係数）に依存する．この理論を **pH分配（仮）説** pH partition (hypothesis) theory という．

◆ 確認問題 ◆

以下の記述の正誤を答えよ．
1. 水相のpHを変化させても，非電解質の分配係数は一定の値を示す．
2. 水相のpH = pK_a のとき，分子形の分配係数が同じ弱酸と弱塩基の見かけの分配係数は同じ値になる．
3. 水相のpH = $pK_a - 1$ のときの弱酸の分配係数は，水相のpH = $pK_a + 1$ のときの10分の1である．
4. 水相と油相の容積比を変えた場合，分配係数は異なる．
5. 同量の油を用い，水相に溶けている溶質を油水分配により抽出したいとき，少量ずつ多数回抽出するよりも，油の全量を一度に使い抽出した方が抽出効率は良い．

正解：1（正），2（正），3（誤），4（誤），5（誤）

基礎知識

(1) 分配係数

　油/水分配係数とは，一定温度において，互いに混合しない水相と油相のいずれかあるいは両方に少量の溶質を加えて，十分に振とう撹拌した後に，液相を分離し，2つの液相（油/水）に分配された溶質の濃度比を示している．すなわち，測定に用いる水相や油相の容積比は，分配係数に影響しない．

　分布平衡が成立したときの，水相（water）および油相（oil）における溶質の濃度をそれぞれ C_w，C_o とすると，分配係数 K は，

$$K = \frac{C_o}{C_w} \tag{4.7}$$

水相や油相中で単分子分散する溶質の K は，溶質の濃度に係わらず，また，水相や油相の容積比に係わらず，一定温度で一定の値を示す．水相中の電解質がすべて分子形で存在するときの K を，真の分配係数といい，分子形とイオン形が混在しているときの K を，見かけの分配係数（K_{obs}）という．

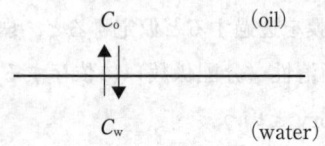

$$
\begin{array}{l}
C_o \qquad \text{(oil)} \\
\updownarrow \\
\rule{6cm}{0.4pt} \\
C_w \qquad \text{(water)}
\end{array}
$$

(2) 弱電解質の分配係数

　分子形のみが水相から油相に分配する場合，弱電解質の見かけの分配係数は，水相のpHにより変化する．

a. 弱　酸

弱酸の分子形濃度を［HA］，イオン形濃度を［A⁻］で表すと，見かけの分配係数 K_{obs} は，

$$K_{obs} = \frac{[\mathrm{HA}]_o}{[\mathrm{HA}]_w + [\mathrm{A}^-]_w} \tag{4.8}$$

$K = [\mathrm{HA}]_o / [\mathrm{HA}]_w$ であることより，$[\mathrm{HA}]_o = K \cdot [\mathrm{HA}]_w$ と表せる．

$$K_{obs} = \frac{[\mathrm{HA}]_o}{[\mathrm{HA}]_w + [\mathrm{A}^-]_w} = \frac{K \cdot [\mathrm{HA}]_w}{[\mathrm{HA}]_w + [\mathrm{A}^-]_w} \tag{4.9}$$

　これより，各pHにおける弱酸の K_{obs} は，水相中の分子形分率×真の分配係数として算出される．

$$
\begin{array}{l}
\mathrm{HA} \qquad\qquad \text{(oil)} \\
\updownarrow \\
\rule{6cm}{0.4pt} \\
\mathrm{HA} \rightleftarrows \mathrm{A}^- + \mathrm{H}^+ \qquad \text{(water)}
\end{array}
$$

$$K_{obs} = \frac{1}{1 + 10^{\mathrm{pH} - \mathrm{p}K_a}} \times K \tag{4.10}$$

b. 弱塩基

弱塩基の分子形濃度を［B］，イオン形濃度を［B⁺］で表すと，見かけの分配係数 K_{obs} は，

$$K_{obs} = \frac{[B]_o}{[B]_w + [B^+]_w} \tag{4.11}$$

上記同様，$[B]_o = K \cdot [B]_w$，すなわち

$$K_{obs} = \frac{[B]_o}{[B]_w + [B^+]_w} = \frac{K \cdot [B]_w}{[B]_w + [B^+]_w} \tag{4.12}$$

これより，各 pH における弱塩基の K_{obs} は，水相中の分子形分率×真の分配係数として算出される．

$$K_{obs} = \frac{1}{1 + 10^{pK_a - pH}} \times K \tag{4.13}$$

c. 分子形分率と分配係数

上述したように，見かけの分配係数＝分子形分率×真の分配係数（100％ 分子形の時の分配係数）として算出される．すなわち，分子形が脂溶性である場合，見かけの分配係数-pH プロファイルは，その化合物の分子形分率-pH プロファイルに完全に相似する．分子形分率に対し，見かけの分配係数をプロットすると，原点を通る直線が得られる．分子形分率＝1（100％）のときの分配係数が真の分配係数である．なお，物質の脂溶性が異なれば，傾き（真の分配係数）は異なる．単純拡散により膜を透過する薬物の場合，構造活性相関の考え方から，分配係数を測定することにより，生体膜における透過性を予測することが可能である．

d. 分配係数の変動

溶質の性質によっては水相や油相中で単分子分散せず，物質濃度を変えて測定した場合，油相中濃度/水相中濃度は一定の値をとらないことがある．例えば，各種界面活性剤や胆汁酸などは，その濃度によっては水相中でミセルを形成するとともに，水相と油相の界面に分布し，乳化するため，正確な分配係数を算出することは困難になる．また安息香酸は水相中では単分子として溶解するが，油相中では二量体を形成する．

(3) pH 分配（仮）説 pH partition (hypothesis) theory

生体膜を完全な脂質膜と考えると，弱電解質の膜透過性は，水溶液中におけるその物質の分子形の存在割合と分子形の脂溶性によって決まる．このような理論を pH 分配（仮）説という．図 4.2(a) は，弱電解質の消化管吸収時の模式図（シンク条件が成立）であり，図 4.2(b) は，消化管内液と血液の薬物濃度が平衡状態になったときの模式図である．図 4.2(a) では，消化管内の分子形のみが膜に分配し，血液側に移行した後は血流により速やかに除去される（シンク条件が成立）．弱電解質の膜透過速度は，その消化管内の分子形分率に比例し，異なる弱電解質の場合は，分子形分率が高くかつ分子形の脂溶性（分配係数）が高い物質ほど，膜透過速度は大きくなる．

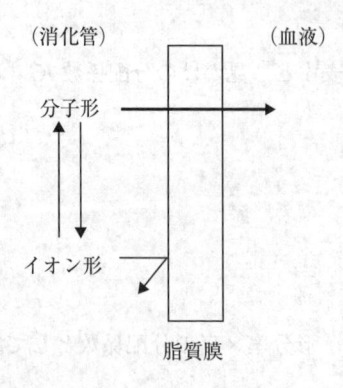

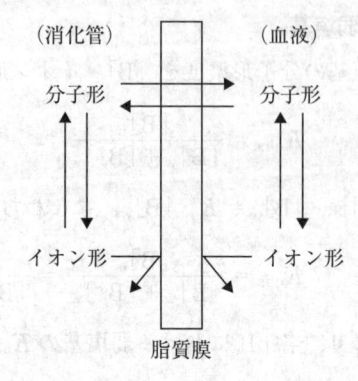

(a) 弱電解質の消化管吸収モデル　　　(b) 弱電解質の体液中の濃度平衡

図 4.2　pH 分配仮説

図 4.2(b) は，2 つの異なる pH を有するコンパートメント間の平衡状態における物質の濃度比を表すものであり古典的な pH 分配（仮）説モデルといえる．例えば薬物を持続的に点滴静注した場合，各体液中の薬物濃度は一定になる．平衡時の血液中と体液中の薬物濃度を測定することにより，胃や消化管，直腸における体液の pH を算出することが可能である．

第 3 章で述べたように，ある pH における弱酸のイオン形濃度＝分子形濃度×10^{pH-pK_a} として求められる．これより血液（pH_1）に対する消化管（pH_2）の電解質濃度比 R_{acid} は

$$R_{acid} = \frac{消化管側濃度(pH_2)}{血液側濃度(pH_1)} = \frac{[分子形]+[分子形]\times 10^{pH_2-pK_a}}{[分子形]+[分子形]\times 10^{pH_1-pK_a}}$$

分子形は血液と消化管を自由に行き来することから，分子形濃度は両側で同じである．すなわち

$$R_{acid} = \frac{C_2}{C_1} = \frac{1+10^{pH_2-pK_a}}{1+10^{pH_1-pK_a}}$$

同様に，弱塩基のイオン形濃度＝分子形濃度×10^{pK_a-pH} と求められ，血液側に対する消化管内の薬物濃度比 R_{base} は，以下の式で算出される．

$$R_{base} = \frac{C_2}{C_1} = \frac{1+10^{pK_a-pH_2}}{1+10^{pK_a-pH_1}}$$

◆　**練 習 問 題**　◆

4.1 溶媒抽出法に関する記述のうち，正しいものを 2 つ選べ．
1. 水溶液中の目的成分を有機相に抽出するための有機溶媒として，メタノールやアセトニトリルが適している．
2. 水溶液中の目的成分が酸性物質である場合，この水溶液をアルカリ性にすれば有機溶媒で抽出されやすくなる．
3. 水溶液中の目的成分を有機相に効率的に抽出するために，塩化ナトリウムなどの無機塩を水相に飽和濃度まで添加することがある．
4. 水溶液中の目的成分の有機溶媒への抽出率は，用いる有機溶媒の体積には影響されない．

5. 水溶液中の目的成分を一定量の有機溶媒で抽出する場合，一度で抽出するより抽出回数を増やした方が抽出効率は高くなる．

4.2 $pK_a = 5.0$ の酸性薬物がある．pH 5.0 におけるこの薬物の見かけの分配係数は 1.2 であった．以下の問いに答えよ．
1. この薬物の真の分配係数を求めよ．
2. pH 6.0 の時の分配係数を求めよ．
3. pH 3.0 の時の分配係数を求めよ．

4.3 生体膜透過に及ぼす脂溶性と分子形分率の影響

◆ 重要ポイント ◆

* 生体膜はリン脂質とタンパク質を主成分として構成されており，脂質二重層の中にタンパク質が埋まっているという**流動モザイクモデル**がシンガー Singer とニコルソン Nicolson により提唱され，広く受け入れられている．
* 生体膜は基本的に脂質膜であり，各物質が有する固有の物性，例えば拡散に影響する分子量，分子形／イオン形比率に影響する pK_a，および分子形の脂溶性（分配係数）等は，消化管膜透過性における主要な影響因子である．
* 単純拡散による生体膜透過の場合，**経細胞輸送** transcellular transport と **細胞間隙輸送** paracellular transport の振り分けや，腸管の表面近傍に存在する**非撹拌水層**等が透過速度に影響する．

◆ 確認問題 ◆

以下の記述の正誤を答えよ．
1. 単純拡散による物質の膜透過は，エネルギー阻害剤が共存した場合，低下する．
2. 血液脳関門は脂質膜としての挙動を示すため，血液中の非イオン形で，脂溶性の高い薬物ほど脳に移行しやすい．
3. 酸性薬物では pK_a が小さいほど，塩基性薬物では pK_a が大きいほど，消化管吸収がされやすい．
4. 単純拡散による膜透過の場合，広い濃度（投与量）範囲で，一定の吸収速度を示す．
5. 単純拡散により膜透過する薬物でも，消化管吸収の場合は，pH 分配仮説の理論に厳密に従うことはまれである．

正解：1（誤），2（正），3（誤），4（誤），5（正）

◆ 基礎知識 ◆

（1）生体膜透過における脂溶性

単純拡散により生体膜を透過する薬物の場合，その薬物の膜透過速度はFickの式で示されるように，拡散係数（D），分子形の分配係数（K），吸収面積（S），膜の厚さ（L）および薬物濃度に依存する．すなわち，分子サイズがほぼ同じで，pK_aが近似している薬物を投与すると，透過速度は主に薬物の分配係数Kに依存することになる．

表4.1は，各種バルビツール酸誘導体のpK_a，分子量，分配係数（クロロホルム/pH 1.1），およびpH 1.1における胃からの吸収率を示している．いずれもpK_aが7以上の弱酸性電解質であり，pH 1.1においてはほぼすべてが分子形で存在する．図4.3は，分配係数の対数値に対し，各種バルビツール酸誘導体の胃からの吸収率をプロットしたものであるが，両者間には良好な相関関係が認められる（$r = 0.948$）．すなわち，バルビツール酸誘導体のラット胃からの吸収は，その分子形の脂溶性（分配係数）に依存していることがわかる．

表4.1　バルビツール誘導体の物性とラット胃からの吸収

誘導体	pK_a	分子量	分配係数	吸収率（％）
バルビタール	7.91	184.19	0.72	5.2
アロバルビタール	7.79	208.21	2.13	8.8
フェノバルビタール	7.41	232.23	4.44	12.6
シクロバルビタール	7.50	236.26	3.80	13.2
ペントバルビタール	8.11	226.27	24.1	17.6
アモバルビタール	7.94	226.27	33.8	17.7
ヘキソバルビタール	8.34	236.26	129	24.1
チオペンタール	7.45	242.34	321	37.8

分配係数：クロロホルム/pH 1.1(37℃)，胃の吸収実験：pH 1.1．
(Kakemi, et al. (1967) Chem. Pharm. Bull. **15**, 1883-1887)

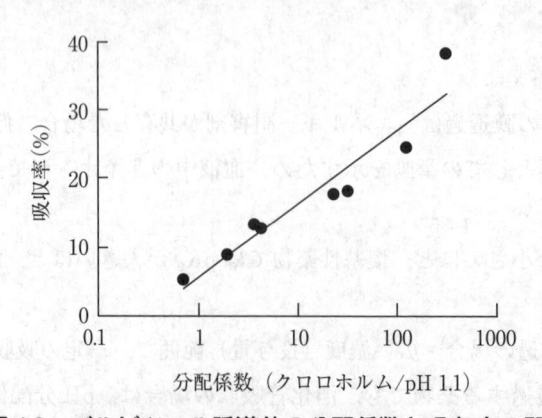

図4.3　バルビツール誘導体の分配係数と吸収率の関係

(2) 生体膜透過における分子形分率

弱電解質の単純（受動）拡散による生体膜透過は，Fickの速度式（式4.4）により，$J = P \cdot S \cdot C_1$と表される．ここで，分子形のみが脂質膜を透過すると仮定すると，生体膜透過速度Jは，弱電解質の全濃度に比例するのではなく，実際は分子形濃度，すなわち分子形分率×全濃度，に比例することになる．Cを全薬物濃度とした場合，弱酸，弱塩基のpH依存性の膜透過速度Jは以下の式で表される．

$$弱酸の場合：J = P \cdot S \cdot \frac{1}{1 + 10^{pH - pK_a}} \cdot C$$

$$弱塩基の場合：J = P \cdot S \cdot \frac{1}{1 + 10^{pK_a - pH}} \cdot C$$

すなわち，単純拡散で透過する弱電解質の見かけの膜透過係数は，電解質の分子形分率に比例することになる．

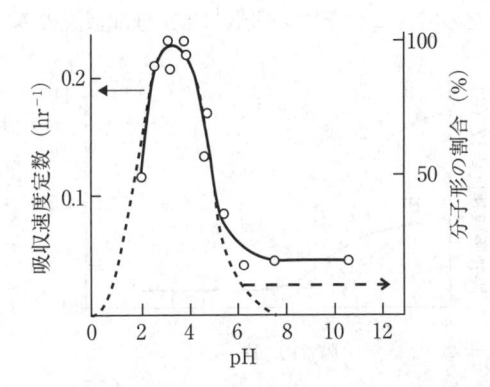

図4.4 各pHにおける分子形分率と吸収速度定数
(Kakemi, K. *et al.* (1965) *Chem. Pharm. Bull.*, **13**, 861)

図4.4は，サルファ剤の一種であるsulfisoxazoleの各pHにおける分子形分率と，ラット直腸における吸収速度定数を示したものである．点線はsulfisoxazoleの分子形分率を示している．サルファ剤は2か所が解離し，4位アミノ基はpK_a = 1.55の塩基性基，スルホンアミドの窒素はpK_a = 5.1の酸性基である．すなわち，サルファ剤はpHにより，4位アミノ基の解離したもの（AH^+，等電点以下のpHで多くなる），分子形（AH,等電点で最高値），4位アミノ基とスルホンアミドの窒素の両方が解離したもの（A^-H^+，等電点で最低値），およびスルホンアミドの窒素が解離したもの（A^-，等電点以上のpHで多くなる）の4種類の分子種が混在する．サルファ剤の場合，塩基性基の解離定数をK_{a1}，酸性基の解離定数をK_{a2}とおくと，

$$分子形分率 = \frac{[AH]}{[AH] + [A^-] + [AH^+] + [A^-H^+]}$$

$$= \frac{1}{1 + K_{a2}/[H^+] + [H^+]/K_{a1} + K_{a2}/K_{a1}}$$

図4.4より，各pHにおいてsulfisoxazoleの吸収速度定数は分子形分率に良好に相関している

ことが認められる．なお，分子形がほとんど存在しないpH 7以上においても一定の透過速度定数が観察されているが，これは，イオン形（陰イオン）の細胞間隙経路からの吸収と考えられる．

◆ 例題 ◆

3 図は，弱酸性薬物（pK_a = 5）の非イオン形分率（A）および腸管吸収速度定数（B）と腸管内pHの関係を示している．次の記述について，正しいものはどれか．
1. pHの高い領域におけるBの結果から，この薬物はイオン形による吸収が起こっていると考えられる．
2. pH分配仮説から考えて，Bの結果は見かけ上，この薬物のpK_a値が低下した挙動を示している．
3. Bの結果から，この薬物はpHに依存した担体輸送系により吸収される可能性がある．
4. pHの低い領域において，薬物濃度を100倍にしたとき，Bの結果に比較して腸管吸収速度定数が低下したので，この薬物の吸収はpH分配仮説のみで説明可能である．

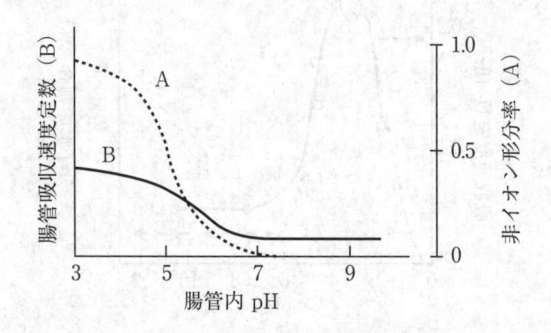

（第83回国試）

（正解）1，3
（解説）
1. pH 7以上ではほとんどイオン形として存在しているにもかかわらず，一定の吸収があることから，イオン形の吸収が起こっていると考えられる．
2. pK_a値は薬物固有の値であり，変わることはない．なお，pH 5付近が，実線の変曲点でありpK_aが変化したとは思えない．
3. Bの結果はイオン形薬物が腸管吸収されることを示しており，担体輸送の関与を否定できない．
4. 一定のpHにおいて吸収速度定数が一定の場合を単純拡散といい，pH分配仮説の基礎となる理論である．吸収の飽和現象は単純拡散で輸送される場合，観察されない．

4 単純拡散によって分子形のみが膜を透過する薬物 A, B がある。A は $pK_a = 4.4$ の弱酸性薬物であり，B は $pK_a = 8.4$ の弱塩基性薬物である．持続点滴投与により，A および B の血中濃度を一定にしたとき，平衡状態時の血中濃度に対する胃内液および小腸内液の薬物濃度の比はそれぞれいくらになるか．なお，血液の pH は 7.4，胃内液の pH は 2.4，小腸内液の pH は 6.4 とし，薬物は血漿中でタンパク質と結合しないものとする．

(正解) 1. 弱酸性薬物の胃/血液濃度比 $= (1 + 10^{-2})/(1 + 10^3) = 1.01/1001 = 1.01 \times 10^{-3}$
2. 弱酸性薬物の小腸/血液濃度比 $= (1 + 10^2)/(1 + 10^3) = 101/1001 = 0.101$
3. 弱塩基性薬物の胃/血液濃度比 $= (1 + 10^6)/(1 + 10) = 9.09 \times 10^5$
4. 弱塩基性薬物の小腸/血液濃度比 $= (1 + 10^2)/(1 + 10) = 9.18$

(解説) 2つの異なる pH をもつコンパートメント間の弱酸性薬物の濃度比は $C_2/C_1 = (1 + 10^{pH_2 - pK_a})/(1 + 10^{pH_1 - pK_a})$ として，弱塩基性薬物の濃度比は $C_2/C_1 = (1 + 10^{pK_a - pH_2})/(1 + 10^{pK_a - pH_1})$ として算出される．

4.4 タンパク結合

◆ 重要ポイント ◆

* 血漿中にはアルブミンをはじめ，α-，β-，γ-グロブリン，フィブリノーゲンおよび α_1-酸性糖タンパク質などのタンパク質が存在し，酸性薬物は主にアルブミンと，塩基性薬物は主に **α_1-酸性糖タンパク質**と結合する．
* タンパク結合に関する式として，**ラングミュアー** Langmuir **式**があり，この式から，タンパク結合解析用のプロットとして，**Langmuir 型**（または **Direct**）**プロット**，**Double reciprocal**（または**両逆数**）**プロット**，**Scatchard プロット**が得られる．
* 血漿中に複数の医薬品が共存するとき，タンパク結合の競合的あるいは非競合的な阻害が起こることがある．

◆ 確認問題 ◆

以下の記述の正誤を答えよ．

1. 一般に，薬物と血漿タンパク質の結合は可逆的な平衡反応であり，平衡はほぼ瞬時に成立する．
2. 薬物と血漿タンパク質との結合は，広い濃度範囲で一定である．
3. 血漿中でタンパク結合する薬物のみが組織に分布し，薬効を示す．

4. タンパク結合に競合的置換が起こると，結合部位数 n は変化しないが，薬物 A の結合定数 K は低下する．
5. 薬物のタンパク結合率は，固有の物性値であり，生体側の影響で変動することはない．

正解：1（正），2（誤），3（誤），4（正），5（誤）

◆ 基礎知識 ◆

(1) 薬物のタンパク結合の主な特徴

① 血漿アルブミンは，酸性・塩基性両薬物の主要な結合タンパク質である．
② 塩基性薬物は，α_1-酸性糖タンパク質に結合しやすい．
③ 水素結合，疎水結合，電気的結合，ファンデルワールス力等がタンパク結合に関与する．
④ 可逆的な平衡反応であり，平衡は瞬時に成立する．
⑤ 飽和が認められる（薬物のタンパク結合率は薬物の濃度によって変動する）．
⑥ 複数の薬物が共存するとき競合的置換あるいは非競合的置換が起こりうる．

(2) タンパク結合の生理的作用

① タンパク結合の高い薬物は一般に体内からの消失が抑えられ，結果として作用が持続する．一方，非結合形薬物は，代謝・排泄される（薬物の体内保持と作用の持続化）．
② タンパク結合は，薬物の体内分布を遅らせる．タンパク結合がなければ，薬物の組織分布が急激に起こり，急性毒性が惹起される（体内分布速度の制御）．
③ 水に難溶性の薬物でも，タンパク質に結合し運搬される．タンパク質がなければ，脂溶性のビタミンやステロイド類は，体内に存在できない（可溶化作用）．
④ タンパク質は薬物の貯蔵の役割を有している（薬物の貯蔵）．

(3) タンパク結合の主な測定法

① 平衡透析法：薬物とタンパク質を pH 7.4 緩衝液に溶かし，その溶液を半透膜からなる袋状の透析膜に入れる．袋状にしたサックごと緩衝液中に浸漬し，一定の温度下，振とうしながら十分時間放置する．サック内外の薬物濃度が平衡になった後，サック内外の薬物濃度を測定する．タンパク質が存在する内側の薬物濃度は結合形と非結合形の薬物濃度であり，タンパク質が存在しない外側の薬物濃度は，非結合形薬物濃度を表す．なお，薬物やタンパク質が透析膜や容器に吸着しないことも確かめる．
② 限外ろ過法：限外ろ過膜をセットしたカートリッジに薬物を添加したタンパク質溶液を入れ（全濃度），遠心ろ過を行い，ろ液中の薬物濃度を測定する（非結合型濃度）．なお，ろ過する液量は，カートリッジ側のタンパク質濃度等が変化しないように，全量の 10% 以内に留める．

(4) タンパク結合の解析

タンパク質分子上に，1種類の結合部位が存在する時，遊離形タンパク質濃度を $[P_f]$，非結合形薬物濃度を $[D_f]$，タンパク質に結合した結合形薬物濃度を $[PD]$ とおいた場合，以下の式が成立する．

$$[P_f] + [D_f] \rightleftarrows [PD] \tag{1}$$

すなわち，結合定数 K は，

$$K = \frac{[結合形薬物濃度]}{[遊離形タンパク質濃度][非結合形薬物濃度]} = \frac{[PD]}{[P_f][D_f]} \tag{2}$$

ここで，タンパク質総濃度 $[P] = [P_f] + [PD]$，タンパク質1分子当たりの薬物の結合部位数を n とすると，$[P_f] = n[P] - [PD]$ と表せることから，

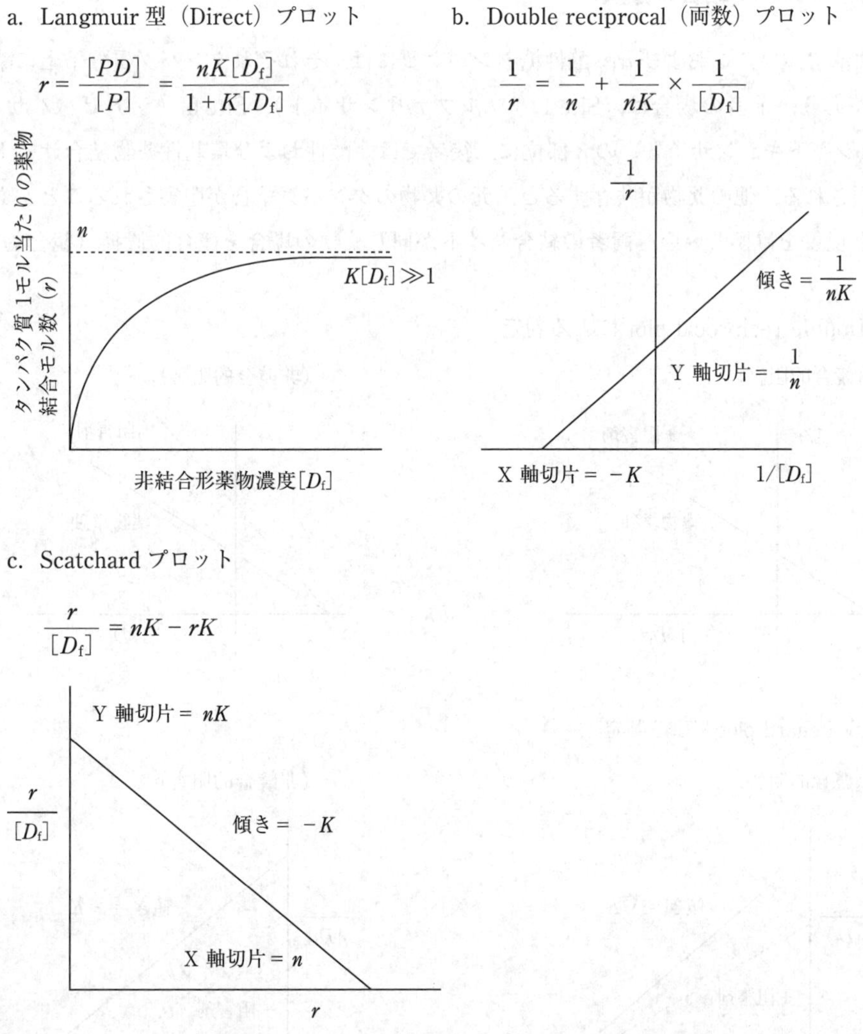

a. Langmuir 型（Direct）プロット

$$r = \frac{[PD]}{[P]} = \frac{nK[D_f]}{1 + K[D_f]}$$

b. Double reciprocal（両数）プロット

$$\frac{1}{r} = \frac{1}{n} + \frac{1}{nK} \times \frac{1}{[D_f]}$$

c. Scatchard プロット

$$\frac{r}{[D_f]} = nK - rK$$

図 4.5　薬物のタンパク結合を解析するための各種プロット

$$K = \frac{[PD]}{[D_\mathrm{f}](n[P]-[PD])} \tag{3}$$

$$[PD] = \frac{nK[P][D_\mathrm{f}]}{1+K[D_\mathrm{f}]} \tag{4}$$

血漿中タンパク質総濃度 [P] 当たりの結合形薬物濃度 [PD] の割合を r とすると，

$$r = \frac{[PD]}{[P]} = \frac{nK[D_\mathrm{f}]}{1+K[D_\mathrm{f}]} \tag{5}$$

このLangmuirの式から，タンパク結合解析用のプロットとして，Langmuir型（またはDirect）プロット，Double reciprocal（または両逆数）プロットおよびScatchardプロットが誘導される（図4.5）．

（5）血漿タンパク結合の置換

ヒト血清アルブミンおよび α_1-酸性糖タンパク質には，それぞれタンパク質分子上に薬物結合サイトがあり，前者の場合は，SiteⅠ（ワルファリンサイト），SiteⅡ（ジアゼパムサイト），SiteⅢ（ジギトキシンサイト）の3部位に，後者では，酸性および塩基性薬物結合サイトの2部位に分類される．他の薬物が共存すると，元の薬物のタンパク結合が阻害されることがある．このような現象を置換といい，両者の結合サイトが同じ薬物の場合を競合的置換（競合的阻害），

A：Double reciprocal plot による判定

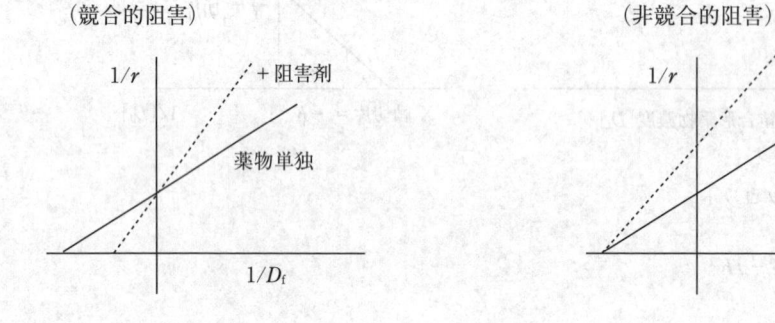

B：Scatchard plot による判定

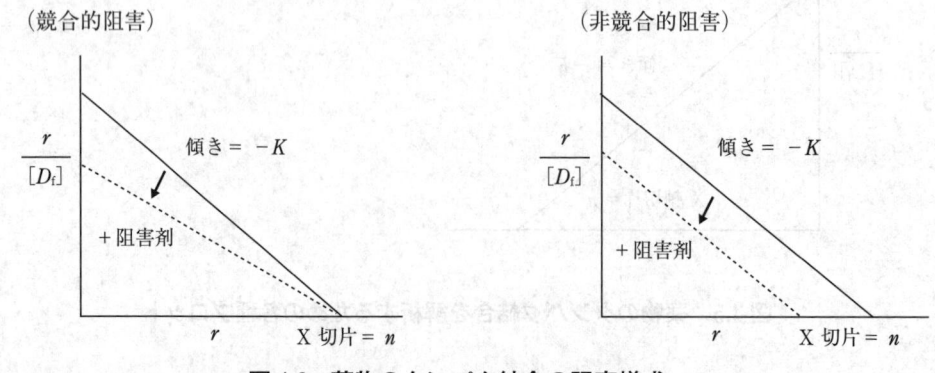

図 4.6　薬物のタンパク結合の阻害様式

結合部位が異なる薬物の場合を非競合的置換（非競合的阻害）という．置換（阻害）の様式は，薬物単独時と阻害剤共存時の，Double reciprocal プロットあるいは Scatchard プロットにより，図 4.6 のように，判断することができる．競合的置換（阻害）の場合，結合部位数 n は変わらず，結合定数 K が低下する．非競合的置換（阻害）の場合は，結合定数 K は変わらず，結合部位数 n が減少する．

◆ 例 題 ◆

5 ある薬物のアルブミンに対する結合定数を，半透膜の袋を用いた平衡透析法により測定した．袋の内液中のアルブミンの濃度を 2.4 mmol/L，外液中の薬物初濃度を 1.0 mmol/L とし，平衡状態に達したときの外液中の薬物濃度を測定したところ，0.3 mmol/L であった．
　ただし，アルブミン 1 分子当たりの薬物の結合部位数を 1 とする．また，内液および外液の容積は同じで，薬物もアルブミンも容器や膜には吸着しないものとする．
　1. タンパク結合率（％）はいくらか．
　　　(a) 30　　(b) 40　　(c) 43　　(d) 57　　(e) 70
　2. 薬物の結合定数 K（L/mmol）として最も近い値は次のどれか．
　　　(a) 0.05　　(b) 0.1　　(c) 0.3　　(d) 0.5　　(e) 0.7

（第 90 回国試を一部改変）

（正解）1. (d)　　2. (e)
（解説）

	袋の内部	外液中薬物濃度
平衡前	アルブミン濃度：2.4 mmol/L	薬物濃度：1.0 mmol/L
平衡後		薬物濃度：0.3 mmol/L

① 外液中の薬物濃度は遊離形薬物（0.3 mmol/L）．
② 袋の内部の薬物濃度は 0.7 mmol/L（初濃度－外液中薬物濃度）．
③ 遊離形薬物は自由に半透膜を通過する．したがって，袋の内部の遊離形薬物濃度＝外液中薬物濃度＝ 0.3 mmol/L．②，③より，袋の内部での結合形薬物濃度＝ 0.4 mmol/L．
④ タンパク結合率は，タンパク質のある袋の内部のみで考える．結合形薬物濃度× 100/内液中の薬物濃度より，0.4 × 100/0.7 ＝ 57.1
⑤ タンパク質と薬物は 1：1 で結合する．すなわち，袋の内部の遊離形タンパク質濃度＝ 2.0 mmol/L．
⑥ 結合定数 K（L/mmol）＝結合形薬物濃度／〔（遊離形薬物濃度）×（遊離形タンパク質濃度）〕より，K ＝ 0.4/(0.3 × 2.0) ＝ 0.667

6 薬物 A と薬物 B のアルブミンとの結合はラングミュアー式に従い，図に示す直線が得られた．その結果に関する記述のうち，正しいものの組合せはどれか．ここで，D_f は非結合形薬物濃度，r はアルブミン 1 分子当たりの結合薬物分子数である．

 a 図は逆数プロットと呼ばれる．
 b 薬物 A と薬物 B のアルブミン分子上の結合部位数は等しい．
 c 薬物 A と薬物 B のアルブミンとの結合は，いずれも薬物濃度に依存しない．
 d 薬物 A の結合定数の方が薬物 B の結合定数より大きい．

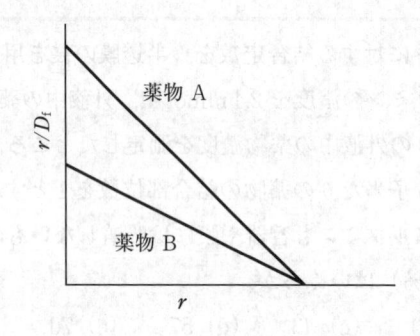

1 (a, b)　2 (a, d)　3 (b, c)　4 (b, d)　5 (c, d)

(第 89 回国試)

(正解) 4

(解説)

 a 図は Scatchard プロットを示している．
 b 横軸切片は結合部位数 n を示すものであり，薬物 A，B の横軸切片は同じである．
 c タンパク結合は濃度依存的であり，タンパク結合率は薬物の濃度上昇に伴い低下する．
 d このプロットにおいて傾きは結合定数 K を表す．薬物 A の傾きが大きく，K は大である．

◆　練習問題　◆

4.3 ある化合物が水 5 mL 中に溶けている．その化合物を有機溶媒でできるだけ多く抽出したい．有機溶媒の全量は 15 mL であり，その化合物の油/水分配係数は 3 である．有機溶媒 15 mL を一度に使い，その化合物を抽出するのと，抽出を 3 回に分け，有機溶媒 5 mL ずつ使い 3 回に分けて抽出するのと，どちらがより多く化合物を抽出できるか．
　1. 一度に 15 mL で抽出　　2. 3 回に分けて抽出　　3. 両方とも抽出量は同じ

4.4 次の単純拡散に関する文章の正誤を記すとともに，下線部に誤りがあれば訂正せよ．
　1. 単純拡散による膜透過は，Fick の法則に従い，透過速度は濃度勾配や膜の厚さに比例

する．

2. 単純拡散により生体膜を透過する酸性薬物の場合，非イオン形分子の脂溶性が同程度であれば，pK_a が小さい薬物ほど小腸から吸収されやすい．

3. 単純拡散により生体膜を透過する薬物の場合，膜内の薬物濃度は，見かけの分配係数に比例し，同一の薬物でも溶液の pH が異なれば，膜内薬物濃度は異なると考えられる．

4. 単純拡散においては，通常，広い投与量範囲において吸収速度は一定であり，吸収に飽和は認められない．

5. 単純拡散においては，直接的な薬物-薬物間相互作用がなくても，構造の類似した化合物が共存すると吸収は低下する．

4.5 下記の空欄の①，②に適切な語句を入れ，③〜⑧では適切な語句を選び，文を完成せよ．

多くの薬物がアルブミンに非特異的に結合する．したがって，複数の薬物が共存する場合，結合が置き換わるという"置換現象"が起こる．同じ部位に結合する薬物が共存する場合は（①）的阻害が起こり，異なる部位に結合して相手の結合を阻害する場合を（②）的阻害という．Double reciprocal plot で示すと，（①）的阻害の場合，傾きは（③ a) 大きく，b) 小さく）なり，結合定数 K は（④ a) 減少し，b) 上昇し，c) 変わらず），結合点の数 n は（⑤ a) 減少する，b) 上昇する，c) 一定である）．（②）的阻害では，傾きは（⑥ a) 大きく，b) 小さく）なり，結合定数 K は（⑦ a) 減少し，b) 上昇し，c) 変わらず），切片の結合点の数 n は（⑧ a) 減少する，b) 上昇する，c) 一定である）．

5 粒子の性質

5.1 吸着と表面張力

◆ **重要ポイント** ◆

* 純水に溶質を溶解させた場合，分散粒子が水表面へ局在することを**正吸着**するといい，液体内部に局在することを**負吸着**するという．分散粒子が，水表面に正吸着すると**表面張力**および**表面自由エネルギー**が低下する．逆に，負吸着する場合は増加する．
* 分散粒子の液体表面への吸着量と表面張力との関係は，**ギブスの吸着等温式**により表される．

◆ **確認問題** ◆

以下の記述の正誤を答えよ．
1. 水に界面活性剤を溶解させると表面張力が低下する．
2. 表面張力の単位として，dyn あるいは mN が用いられる．
3. 溶解した溶質が，溶液内部よりも表面に高濃度で局在することを正吸着するという．
4. ギブスの吸着等温式は，溶質の液体表面への吸着量と表面張力の関係を表す式である．
5. 溶質を水に溶解させたときの表面張力は，溶液の温度に依存しない．

正解：1（正），2（誤），3（正），4（正），5（誤）

◆ **基礎知識** ◆

液体表面では，液体内部から受ける引力よりも気体から受ける引力が非常に小さいため，液体内部の方向に引力が生じ，エネルギー的にも不安定な状態にある．このように不安定な状態にあ

る分子の数を減らすために，表面分子の面積を最小にしようとして内部方向に働く力を**表面張力**と呼ぶ．

表面張力は，単位長さ当たりの力であり，dyn/cm あるいは mN/m が単位として用いられ，表面自由エネルギー（erg/cm^2 あるいは mJ/m^2）と同一の値をもつ．

純水に水溶性物質を溶解させるとき，物質によっては，液体表面に分散粒子が分布するため，表面張力を低下させる．このような正吸着を起こす物質の中で，特に低濃度で表面張力を顕著に低下させる物質を界面活性剤と呼ぶ（表 5.1）．一方，負吸着（液体表面よりも液体内部に溶質粒子が分布する）を起こす物質は表面張力をわずかに増加させる．

表 5.1 吸着の種類と代表的な物質例

吸着の種類	物質例
負吸着	塩化ナトリウム，ショ糖
弱い正吸着	各種アルコール，脂肪酸
強い正吸着	界面活性剤

溶質粒子の液体表面への吸着量と表面張力との間には，**ギブスの吸着等温式**と呼ばれる関係式が成立する．

ギブスの吸着等温式

$$\Gamma = -\frac{C}{R \cdot T} \cdot \frac{d\gamma}{dC} \left(= -\frac{1}{R \cdot T} \cdot \frac{d\gamma}{d \ln C} = -\frac{1}{2.303\, R \cdot T} \cdot \frac{d\gamma}{d \log C} \right) \quad (5.1)$$

Γ：単位面積当たりの表面吸着量，C：溶質のモル濃度，
R：気体定数，T：溶液の絶対温度，γ：表面張力

式 (5.1) から，正吸着（$\Gamma > 0$）する物質では，濃度が高くなると表面張力が低下し（$d\gamma/dC < 0$），負吸着（$\Gamma < 0$）する物質では，濃度が高くなると表面張力が増加する（$d\gamma/dC > 0$）ことがわかる．

◆ 例 題 ◆

1 半径 0.5 cm の白金製リングを溶液中に接触させ，静かに引き上げるときに必要な力を測定したところ 4.57 mN であった．この溶液の表面張力はいくらか．

（正解）72.8 mN/m

（解説）半径 r のリングが溶液表面から離れる瞬間の力 F は，リングの内側，外側の両界面に働いており，その距離は，$2 \times 2\pi r = 4\pi r$ で表される．表面張力 γ は，単位長さ当たりの力として表されるので，

$$\gamma = \frac{F}{4\pi r} = \frac{4.57 \text{ mN}}{4 \times 3.14 \times (0.5 \times 10^{-2}) \text{ m}} = 728 \text{ mN/m}$$

なお，この値は，純水の表面張力（20℃）にほぼ相当する．

---

2 25℃の純水に，1-ペンタノールを溶解させ，表面張力を測定したところ以下のような測定結果が得られた．ギブスの吸着等温式を用いて，1-ペンタノールの表面吸着量を求めなさい．ただし，気体定数は，8.314 J/mol·K とする．

濃度（mol/L）	0.05	0.10	0.15	0.20
表面張力（dyn/cm）	50.1	40.1	33.9	30.1

（正解）5.87×10^{-6} mol/m²

（解説）表面張力 γ を 1-ペンタノール濃度の常用対数 $\log C$ に対してプロットすると，グラフの傾きから，$d\gamma/d\log C = -33.5$ dyn/cm $= -33.5 \times 10^{-3}$ N/m である．ギブスの吸着等温式（5.1）から，

$$\Gamma = -\frac{1}{R \cdot T} \cdot \frac{d\gamma}{d\ln C} = -\frac{1}{2.303\,R \cdot T} \cdot \frac{d\gamma}{d\log C}$$

$$= -\frac{1}{2.303 \times 8.314 \text{ J/mol·K} \times 298 \text{ K}} \times (-33.5 \times 10^{-3}) \text{N/m} = 5.87 \times 10^{-6} \text{ mol/m}^2$$

◆ 練習問題 ◆

5.1 半径 r の毛細管を液体中に挿入したところ，毛細管内を上昇した液面の高さが h となった．メニスカスの上端が管壁となす接触角を θ，液体の密度を ρ，重力加速度を g としてこの液体の表面張力 γ を求めよ．

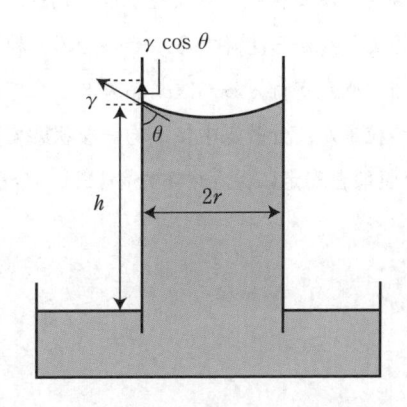

5.2 分散粒子の沈降速度

◆ 重要ポイント ◆

* 媒質中に分散させた**球形**の粒子が**等速度**で沈降するとき，粒子の**沈降速度**は，**ストークス** Stokes **の式**により表される．
* ストークスの式を用いて，粒子径を求める方法を**沈降法**といい，この方法で求められる粒子径を**ストークス径**という．

◆ 確認問題 ◆

以下の記述の正誤を答えよ．
1. 粗大分散系に属する製剤例として，乳剤および懸濁剤がある．
2. 沈降法により，個数基準の粒度分布が求められる．
3. 沈降法により求められる粒子径は，粒子を球形と仮定している．
4. ストークスの式は，分散媒中を等加速度運動する粒子において成立する．
5. ストークスの式により求められる粒子の沈降速度は，粒子密度および粒子径が同じであれば，分散媒密度に関係なく同一の値となる．

正解：1（正），2（誤），3（正），4（誤），5（誤）

◆ 基礎知識 ◆

粒子を溶媒中に分散させた場合，ある程度大きな粒子径（$1\,\mu m \sim 100\,\mu m$）をもつ粒子は，その粒子径や密度に応じて等速運動しながら沈降する．そのため，粒子の沈降速度を測定することにより，粒子径および粒度分布の測定が行える．医薬品製剤として用いられる乳剤や懸濁剤は，目で見える程度の粒子径をもつ粒子が，分散媒中に不均一な状態で分散している**粗大分散系**（表5.2）に分類され，このような製剤を安定に保存するためには，分散粒子の沈降速度を遅らせることが必要である．

第5章 粒子の性質

表5.2

	分子分散系	コロイド分散系	粗大分散系
粒子径	＜1 nm	1 nm ～ 1 μm	1 μm ＜
観察方法	−	電子顕微鏡で観察可 限外顕微鏡で観察可	光学顕微鏡で観察可
ろ過	半透膜を透過	ろ紙を透過 半透膜は透過しない	ろ紙，半透膜を透過しない
例	グルコース水溶液	タンパク質水溶液	乳剤，懸濁剤

ストークスの式は，粒子を球形と仮定して，液体中に分散させたときに等速運動をする粒子の沈降速度を，分散粒子の粒子径および密度，分散媒の密度および粘度と関連づけた式で，重力場において沈降粒子に働く抵抗力に基づいて導かれる．

ストークスの式

$$v = \frac{h}{t} = \frac{(\rho - \rho_0) d^2 \cdot g}{18 \eta} \tag{5.2}$$

v：沈降速度，h：時間 t の間に沈降する距離，ρ：粒子の密度，ρ_0：分散媒の密度，d：粒子径，g：重力加速度，η：分散媒の粘度

ストークスの式に基づいた沈降法により粒子径を測定することで，**質量基準**の粒度分布が求められる．測定装置としては，**アンドレアゼンピペット**および**沈降天秤**が用いられる（図5.1）．

アンドレアゼンピペット　　　　沈降天秤

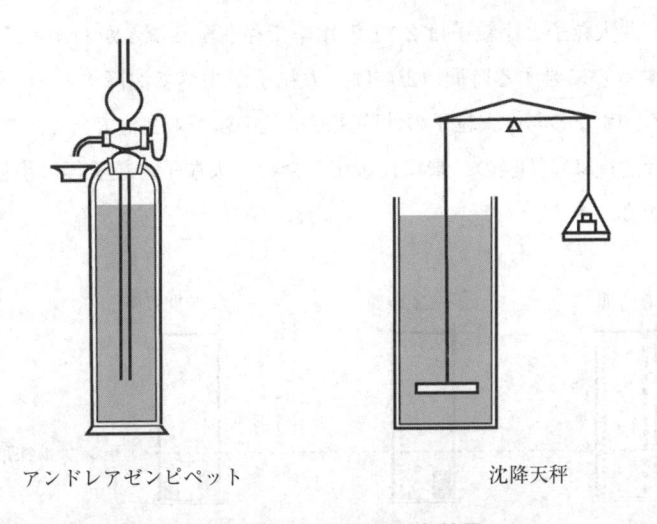

図5.1　沈降法による粒度測定装置

◆ **例　題** ◆

3 大小 2 種の粒子径をもつ同一物質の混合体についてアンドレアゼンピペットを用いて粒度測定を行った結果，下図に示すような測定時間と懸濁液濃度の関係が得られた．大粒子と小粒子の粒子径の比率はいくらか．

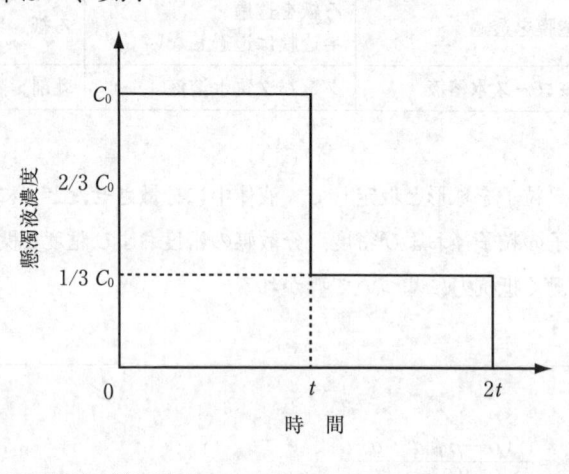

(正解) $\sqrt{2} : 1$

(解説) アンドレアゼンピペットでは，シリンダー状の容器に粒子懸濁液を入れ，容器下部の一定の部位から，測定時間ごとに試料を採取し，その懸濁液濃度を測定する．時間 $0 \sim t$ においては，サンプル採取位置に，小粒子と大粒子がともに存在し，その濃度は C_0 である．時間 $t \sim 2t$ では，小粒子のみが存在し，その濃度は $1/3C_0$ である．すべての時間において小粒子の濃度は変化しないため，沈降開始時における大粒子の濃度は $2/3C_0$ である．したがって，大粒子と小粒子は 2：1 の比率で存在することがわかる．一方，小粒子がすべて沈降するのに要する時間（$2t$）は，大粒子がすべて沈降するのに要する時間（t）の 2 倍である．すなわち，大粒子の沈降速度は，小粒子の 2 倍である．ストークスの式によると，沈降速度は粒子径の二乗に比例するため，大粒子の粒子径は小粒子の $\sqrt{2}$ 倍であることがわかる．

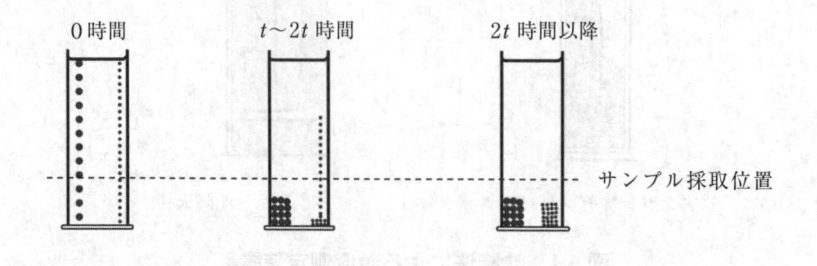

4 粒子径の異なる2種の粒子からなる混合物の懸濁液を調製した．沈降天秤を用いて，分散沈降法による沈降実験を行い，図に示すような沈降曲線を得た．混合物中の大粒子と小粒子の質量比はいくらか．

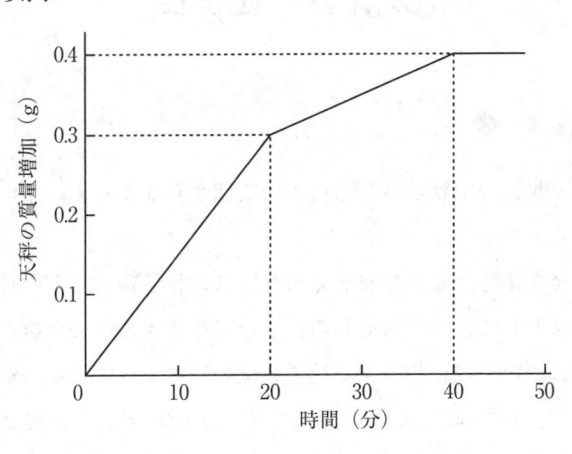

(正解) 1：1

(解説) 沈降天秤では，懸濁液中に天秤の皿をおき，沈降する粒子の質量を測定する（図5.1）．粒子を媒質中に均一に分散させたのちに沈降させる**分散沈降法**と，粒子群を媒質の一端から一斉に分散させる**一斉沈降法**とがある．沈降曲線は，傾きの急な0～20分，傾きの緩やかな20～40分，沈殿物の質量が一定となる40分以後の3つの部分からなっている．0～20分の間は，大粒子と小粒子がともに沈降しており，20～40分の間は，大粒子の沈降が終わり小粒子のみが沈降している．40分以後は，小粒子の沈降も終わるため，質量変化がない．小粒子の沈降速度は，小粒子のみが沈降している20～40分における沈降曲線の傾きから求めることができる（0.1 g/20 分間）．小粒子は，0～40分の間，一定の沈降速度で沈降するため，0～20分の間に沈降した質量は，0.1 gである．20分における総重量増加0.3 gから小粒子の質量0.1 gを引いた残りの0.2 gが，大粒子の質量である．したがって，両粒子の沈降が終わる40分後には，小粒子が0.1 + 0.1 = 0.2 g，大粒子が0.2 g沈降している．

◆ 練習問題 ◆

5.2 粒子径の異なる3種の粉体の混合物を調製した．沈降天秤を用いて分散法による沈降実験を行い，2分ごとに天秤上に沈降した粒子の総質量を測定した結果，下に示す結果を得た．なお，この中で，最も粒子径の小さな粒子の粒子径は，10 μmであることがわかっている．小粒子：中粒子：大粒子の質量比はいくらになるか．また，中粒子と大粒子の粒子径はそれぞれいくらか．

測定時間（分）	0	2	4	6	8	10	12	14
沈降した粒子の総重量（g）	0	0.6	0.8	1.0	1.1	1.2	1.2	1.2

5.3 粒子径

◆ **重要ポイント** ◆

* 粉体粒子は，通常，不規則な形状からなる粒子の集団からなるため，用いる測定法により，その**平均粒子径**が異なる．
* 粉体には，ある粒子径を中心とした分布が見られ，この粒子径の分布の仕方を**粒度分布**という．粒度分布を求める方法としては，それぞれの粒子径に相当する粒子個数の頻度で表す方法（**個数基準**）と，それぞれの粒子径に相当する粒子質量の頻度で表す方法（**質量基準**）とがある．粒度分布曲線において，累積頻度50%に相当する粒子径を**メジアン径**と呼び，実用的な平均粒子径として用いられる．

◆ **確 認 問 題** ◆

以下の記述の正誤を答えよ．
1. グリーン径とマーチン径は，顕微鏡法により粒子径を測定する際に用いられる．
2. 顕微鏡法では質量基準の粒度分布，ふるい分け法では個数基準の粒度分布を求めることができる．
3. 粒度分布曲線において，最大の頻度値に相当する粒子径をモード径と呼ぶ．
4. 同一粉体では，個数基準の粒度分布より求めた粒子平均径は，質量基準の粒度分布より求めた粒子平均径よりも大きい．
5. 空気透過法では，粒度分布を求めることもできる．

正解：1（正），2（誤），3（正），4（誤），5（誤）

◆ **基 礎 知 識** ◆

粉体の粒子径測定は，光学顕微鏡あるいは電子顕微鏡を用いて直接観察する方法以外に，粒子の質量，体積あるいは表面積を測定することによっても求められる．表5.3に，代表的な粒子径測定法と測定原理についてまとめた．粒子の個数，質量，体積を測定することにより求めた粒度分布を，それぞれ，**個数基準**，**質量基準**，**体積基準**の粒度分布と呼ぶ．粒子密度が，粒子の大きさに関係なく一定である場合は，体積基準の粒度分布は質量基準の粒度分布と等しくなる．なお，空気透過法およびガス吸着法によって求められる粒子の比表面積からは，平均粒子径のみが計算され，粒度分布は求めることができない．

表 5.3 粒子径の測定法と測定原理

測定法	測定原理	粒度分布
顕微鏡法	光学顕微鏡あるいは電子顕微鏡を用いて，粒子の大きさを観察する．以下の分類がある． グリーン径 一定方向の2本の平行線で粒子をはさみ，その間隔を粒子径とする． マーチン径 一定方向で，粒子の投影面積を2等分する線分の長さを粒子径とする． ヘイウッド径 粒子の投影面積と等しい面積をもつ円の直径を粒子径とする．	個数基準
ふるい分け法	ふるい目の開きの異なる標準ふるいを用いて粉体をふるい分けした後，各ふるいに残った粉体質量を測定する．	質量基準
沈降法	粒子を溶媒に分散させ，各時間において沈降した粒子の質量を測定する．粒子の沈降速度と粒子径の関係式であるストークスの式を用いて粒子径を求める（5.2「分散粒子の沈降速度」を参照のこと）．	質量基準
コールターカウンター法	細孔を有する障壁で隔てられた電解質溶液の一方に粒子を懸濁させ電圧をかけたとき，粒子が細孔を通過するときの電気抵抗変化が粒子体積に比例することを利用する．	体積基準
レーザー回折・散乱法	粒子にレーザー光を照射したときの回折・散乱光の光強度分布パターンが，粒子体積により変化することを利用する．	体積基準
空気透過法	粉体の充てん層を空気が流れるときの透過流速を測定し，比表面積を計算する．平均粒子径が得られる（5.4「比表面積」を参照のこと）．	求められない
ガス吸着法	粉体の固体表面への吸着量を測定し，比表面積を計算する．平均粒子径が得られる（5.4「比表面積」を参照のこと）．	求められない

　粉体の粒子径とその頻度との関係を表したものが，**粒度分布曲線**である．図5.2のように，横軸に粒子径，縦軸にそれぞれの粒子径に相当する粒子の頻度を示したものが，**頻度分布曲線**であり，その最大頻度に相当する粒子径を**モード径**と呼ぶ．また，横軸に粒子径，縦軸に粒子数の累積相対頻度を示したものは，**累積分布曲線**と呼ばれ，50％累積相対頻度に相当する粒子径を**メジアン径**と呼び，粉体粒子の平均粒子径として用いられる．表5.4に，その他の代表的な平均粒子径の求め方をまとめた．

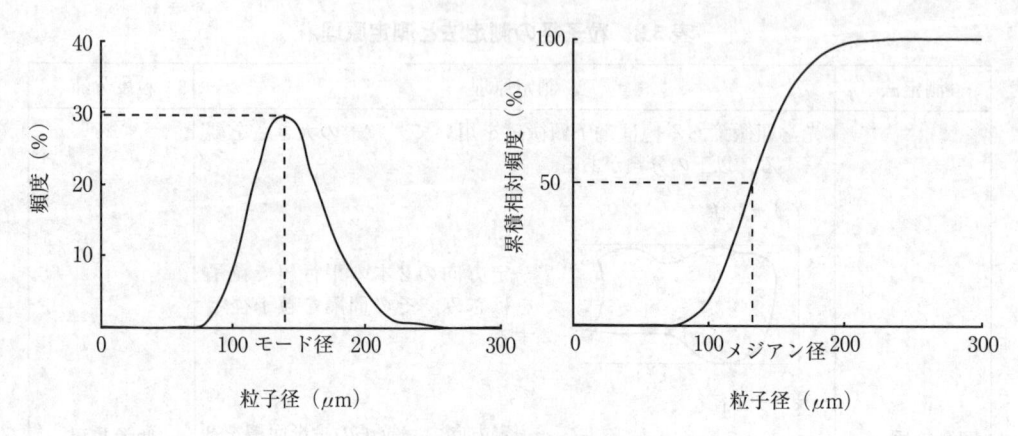

図 5.2 粒度分布曲線

表 5.4 代表的な平均粒子径

名称	記号	定義
長さ平均径	D_1	$\dfrac{\sum nd}{\sum n}$
面積長さ平均径	D_2	$\dfrac{\sum nd^2}{\sum nd}$
体面積平均径	D_3	$\dfrac{\sum nd^3}{\sum nd^2}$
質量平均径	D_4	$\dfrac{\sum nd^4}{\sum nd^3}$
面積平均径	D_5	$\sqrt{\dfrac{\sum nd^2}{\sum n}}$
体積平均径	D_6	$\sqrt[3]{\dfrac{\sum nd^3}{\sum n}}$

n：粒子数

◆ 例 題 ◆

5 粉体粒子10個についてその粒子径を測定したところ，$2\,\mu m$の粒子が1個，$3\,\mu m$の粒子が2個，$4\,\mu m$の粒子が4個，$5\,\mu m$の粒子が2個，$6\,\mu m$の粒子が1個であることがわかった．長さ平均径（D_1），面積長さ平均径（D_2），体面積平均径（D_3），質量平均径（D_4），面積平均径（D_5），体積平均径（D_6）を求め，その大小を比較せよ．

(正解) $D_1：4.00\,\mu m$　　$D_2：4.30\,\mu m$　　$D_3：4.56\,\mu m$

$D_4：4.78\,\mu m$　　$D_5：4.15\,\mu m$　　$D_6：4.28\,\mu m$

$D_1 < D_5 < D_6 < D_2 < D_3 < D_4$

第5章　粒子の性質

(解説) 各種平均粒子径の計算をする上で，あらかじめ，以下の値を計算しておく．$\sum nd = 40$, $\sum nd^2 = 172$, $\sum nd^3 = 784$, $\sum nd^4 = 3748$

d は測定された粒子径，n は粒子の個数である．

$D_1 : \dfrac{\sum nd}{\sum n} = \dfrac{40}{10} = 4.00 \, \mu\text{m}$ 　　　　　 $D_2 : \dfrac{\sum nd^2}{\sum nd} = \dfrac{172}{40} = 4.30 \, \mu\text{m}$

$D_3 : \dfrac{\sum nd^3}{\sum nd^2} = \dfrac{784}{172} = 4.56 \, \mu\text{m}$ 　　　　 $D_4 : \dfrac{\sum nd^4}{\sum nd^3} = \dfrac{3748}{784} = 4.78 \, \mu\text{m}$

$D_5 : \sqrt{\dfrac{\sum nd^2}{\sum n}} = \sqrt{\dfrac{172}{10}} = 4.15 \, \mu\text{m}$ 　　 $D_6 : \sqrt[3]{\dfrac{\sum nd^3}{\sum n}} = \sqrt[3]{\dfrac{784}{10}} = 4.28 \, \mu\text{m}$

---

6 同一の成分からなる球状の粉体粒子 100 個について，それぞれの粒子径を顕微鏡法により測定したところ，次の結果を得た．個数基準および質量基準の粒度分布曲線のグラフを描き，モード径およびメジアン径を求めよ．

粒子径 (mm)	0.1	0.2	0.3	0.4	0.5	0.6	0.7	0.8	0.9	1.0
個数	1	6	28	22	16	12	8	4	2	1

(正解) 個数基準　モード径：0.3 mm, メジアン径：0.37 mm

　　　　質量基準　モード径：0.7 mm, メジアン径：0.61 mm

(解説) 粒子径を横軸に，それぞれの粒子径に相当する粒子の頻度を縦軸とし，粒度分布曲線を描く．個数基準の粒度曲線の場合は，頻度は全粒子個数に対する割合を，質量基準の粒度曲線の場合は，全粒子質量に対する割合を % で表す．全粒子質量に対する割合は，それぞれの粒子径に相当する粒子質量は，粒子径体積に粒子個数を乗じたものに比例することを利用して求める．計算の手順を下表に示した．

粒子径 (mm)	個　数	個数基準 頻度 (%)	個数基準 累積相対頻度 (%)	質量基準 (粒子径)^3 ×個数	質量基準 頻度 (%)	質量基準 累積相対頻度 (%)
0.10	1	1.00	1.00	0.001	0.01	0.01
0.20	6	6.00	7.00	0.05	0.34	0.35
0.30	28	28.00	35.00	0.76	5.38	5.73
0.40	22	22.00	57.00	1.41	10.02	15.75
0.50	16	16.00	73.00	2.00	14.23	29.98
0.60	12	12.00	85.00	2.59	18.44	48.42
0.70	8	8.00	93.00	2.74	19.52	67.94
0.80	4	4.00	97.00	2.05	14.57	82.51
0.90	2	2.00	99.00	1.46	10.37	92.89
1.00	1	1.00	100.00	1.00	7.11	100.00

頻度分布曲線の最大値に相当する粒子径がモード径，積算分布曲線で50%に相当する粒子径がメジアン径であり，広い意味での平均径の一種と考えてよい．この例でわかるように，質量基準による平均粒子径のほうが，個数基準による平均粒子径より大きな値となる．

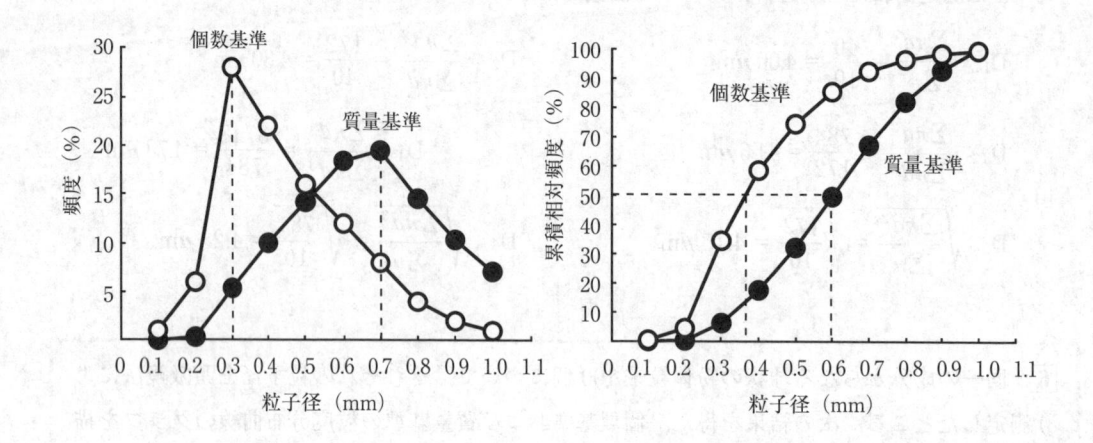

◆ 練習問題 ◆

5.3 粒子径測定法とその測定法から得られる情報に関して，正しい組合せはどれか．

	粒子径測定法	得られる情報
1	ふるい分け法	個数基準の粒度分布
2	コールターカウンター法	体積基準の粒度分布
3	透過法	面積基準の粒度分布
4	沈降法	質量基準の粒度分布
5	顕微鏡法	質量基準の粒度分布

5.4 例題5の粉体粒子について，次の値を求めよ．
(1) 粒子1個の平均体積
(2) 粉体1g当たりの粒子個数
ただし，粉体粒子の密度を $1.35\ \mathrm{g/cm^3}$ とする．

5.4 比表面積

◆ 重要ポイント ◆

＊単位質量当たりの粉体粒子の表面積を**比表面積**と呼び，比表面積より**平均粒子径**（比表面積粒

子径）が得られる．

＊比表面積を測定する方法として，**空気透過法**および**ガス吸着法**が用いられる．

◆ 確認問題 ◆

以下の記述の正誤を答えよ．

1. 比表面積の単位は，cm^2 または m^2 で表される．
2. 空気透過法によって粉体粒子の比表面積を求める場合，コゼニー・カーマン式が適用される．
3. 気体ガスが粒子表面に単分子層吸着する場合には，BET 式が，多分子層吸着する場合には，ラングミュアー式が適用できる．
4. ガス吸着法では，粒子表面にある細孔まで含めた比表面積を測定することができる．
5. 比表面積測定における吸着気体としては，通常，N$_2$ が用いられ，その測定温度は，－196℃である．

正解：1（誤），2（正），3（誤），4（正），5（正）

◆ 基礎知識 ◆

空気透過法は，空気が粒子充てん層中を流れる際に受ける抵抗の大きさから，粉体粒子の比表面積を求める方法である．実際には，試料粉体を圧縮成形して錠剤とし，錠剤の断面に対して垂直方向に空気を通過させ，一定容積の空気が通過するのに要する時間を測定する．空気透過法による比表面積の計算式が，**コゼニー・カーマン式**である．

コゼニー・カーマン式

$$S_w = \frac{14}{\rho} \sqrt{\frac{\Delta P \cdot A \cdot t}{\eta \cdot L \cdot Q} \cdot \frac{\varepsilon^3}{(1-\varepsilon)^2}} \tag{5.3}$$

S_w：比表面積，ρ：粉体粒子密度，ΔP：粉体層両端間の圧力差，
A：充てん層の断面積，t：測定時間，η：空気の粘度，L：充てん層の厚さ，
Q：t 秒間に充てん層を流れた空気の量，ε：空隙率

一方，**ガス吸着法**は，断面積のわかっている気体分子が，粉体粒子の表面を単分子層で覆うのに必要な気体分子の吸着量を測定することにより，粉体粒子の比表面積を求める方法である．気体としては，N$_2$ が用いられ，その沸点（－196℃）において測定される．実験的には，粒子表面を覆う単分子層吸着量は，標準状態（0℃，1 atm）における体積 V_m（mL/g）として得られ，次式により，比表面積 S_w を求めることができる．

$$S_w = \frac{V_m}{M} \cdot N \cdot \sigma = \frac{V_m \cdot N \cdot \sigma}{M} \tag{5.4}$$

M：標準状態における気体分子のモル容積（22,400 mL/mol），
N：アボガドロ数（6.02 × 10^{23} mol^{-1}），σ：吸着気体分子1個の断面積

温度一定の下で圧力を高くすると，粉体粒子への気体分子吸着量は増加し，粒子表面が気体の単分子層で覆われた後，それ以上の吸着が起こらなければ，**ラングミュア式**が成立する．

ラングミュア式

$$\frac{P}{V} = \frac{1}{K \cdot V_m} + \frac{P}{V_m} \tag{5.5}$$

V：圧力 P における気体吸着量，K：定数

この場合，横軸に P，縦軸に P/V をとりプロットすることにより，その傾きから V_m を求めることができる．

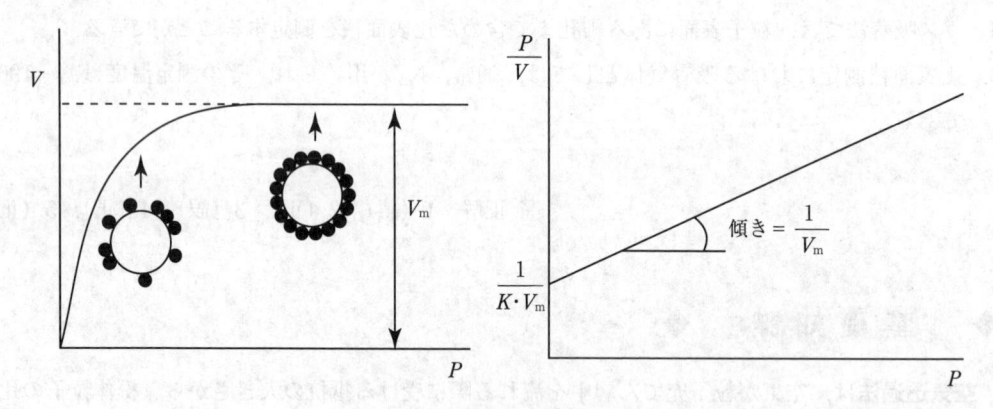

図 5.3 単分子層吸着

吸着気体分子の外側に，さらに気体分子の吸着が起こる多分子層吸着の場合は，BET 式を適用する．

BET 式

$$\frac{P}{V(P_0 - P)} = \frac{1}{C \cdot V_m} + \frac{C-1}{C \cdot V_m} \cdot \frac{P}{P_0} \tag{5.6}$$

P_0：測定温度における飽和蒸気圧，C：$\exp(E_1 - E_2)/RT$，E_1：第1層吸着エネルギー，E_2：液化熱，R：気体定数，T：絶対温度

この場合，横軸に P/P_0，縦軸に $P/V(P_0 - P)$ をとりプロットすると，一定の範囲内（$0.025 < P/P_0 < 0.30$）で直線関係が成り立ち，その傾きと切片から V_m を求めることができる（多点法）．

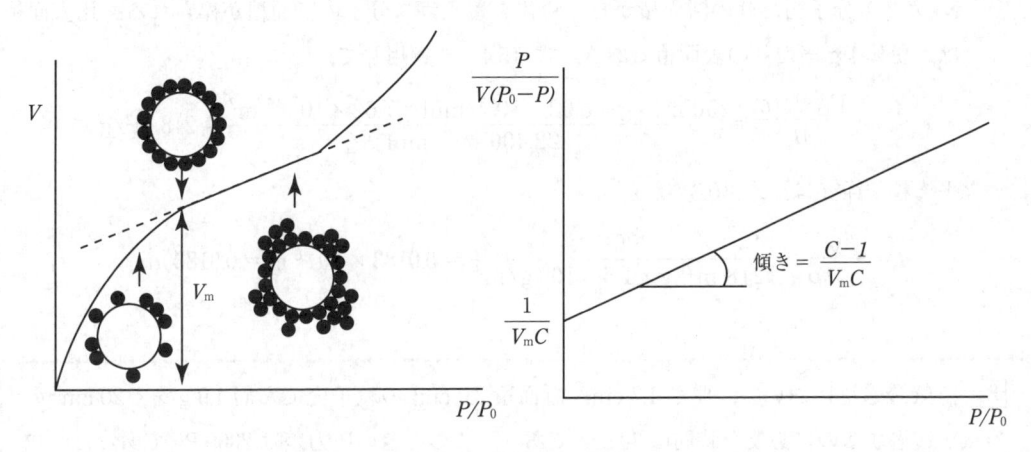

図5.4 多分子層吸着

なお，BET 式において，C 値が十分大きい場合（$C \gg 1$），式 (5.6) は，

$$V_\mathrm{m} = V\left(1 - \frac{P}{P_0}\right) \tag{5.7}$$

と近似でき，多点法によらなくても，一つの測定値（V および P）から V_m が求められる（一点法）．

ガス吸着法においては，粒子の細孔にも気体分子が吸着するため，ガス吸着法で求めた比表面積は，空気透過法で求めたものよりも大きな値をとる場合が多い．これらの方法で測定された比表面積から，以下のように平均粒子径が計算できる．

平均粒子径 d の球形粒子 n 個の表面積は，$4\pi \times (d/2)^2 \times n = \pi d^2 n$ であり，粒子密度を ρ とすると，粒子全質量は，$(4\pi/3) \times (d/2)^3 \times \rho \times n = \pi d^3 \rho n/6$ であるので，

$$S_\mathrm{w} = \frac{\pi d^2 n}{(\pi d^3 \rho n)/6} = \frac{6}{d\rho}$$

すなわち，

$$d = \frac{6}{\rho \cdot S_\mathrm{w}} \tag{5.8}$$

◆ 例 題 ◆

7 ある粉体の表面を単分子層で覆うのに必要な N_2 ガス吸着量は，粉体 1 g 当たり 50 mL であることがわかっている．この粉体の比表面積（m^2/g）および平均粒子径（μm）を求めよ．なお，N_2 ガスの分子断面積を $1.62 \times 10^{-19}\,m^2$，アボガドロ数を $6.02 \times 10^{23}\,mol^{-1}$，粒子密度を $1.5\,g/cm^3$ とせよ．

（正解）比表面積：218 m^2/g　　平均粒子径：0.0183 μm
（解説）N_2 ガス分子は粉体表面に単分子層吸着しているため，吸着した N_2 分子数がわかれば，

N₂ ガス 1 分子当たりの断面積から，粉体を覆うガス分子の表面積が得られる．比表面積は，粉体 1 g 当たりの表面積である．式 (5.4) を適用して，

$$S_\mathrm{w} = \frac{V_\mathrm{m} \cdot N \cdot \sigma}{M} = \frac{50 \text{ mL/g} \times 6.02 \times 10^{23}/\text{mol} \times 1.62 \times 10^{-19} \text{ m}^2}{22,400 \text{ mL/mol}} = 218 \text{ m}^2/\text{g}$$

平均粒子径 d は，式 (5.8) から，

$$d = \frac{6}{S_\mathrm{w} \cdot \rho} = \frac{6}{218 \text{ m}^2/\text{g} \times 1.5 \times 10^6 \text{ g/m}^3} = 0.0183 \times 10^{-6} \text{ m} = 0.0183 \text{ μm}$$

---

8 空気透過法において，厚さ 1.7 cm，断面積 2.0 cm² の粒子充てん層 1.9 g を，20 cm³ の空気が透過するのに必要な時間は 30 sec であり，このときの圧力差は 2000 Pa であった．粒子密度を 1.2 g/cm³，空気粘度を 1.8×10^{-5} Pa・sec として，粒子比表面積および平均粒子径を求めよ．

（正解）比表面積：13.7 m²/g　　平均粒子径：0.365 μm

（解説）粒子質量と粒子密度から空隙率は，

$$\varepsilon = 1 - \frac{W}{\rho \cdot A \cdot L} = 1 - \frac{1.9 \text{ g}}{1.2 \text{ g/cm}^3 \times 2.0 \text{ cm}^2 \times 1.7 \text{ cm}} = 0.534$$

である．次に，コゼニー・カーマン式 (5.3) を用いて，粒子比表面積を求める．圧力が Pa の単位で与えられているので，SI 単位 (kg, m) を使用する．

$$S_\mathrm{w} = \frac{14}{\rho}\sqrt{\frac{\Delta P \cdot A \cdot t}{\eta \cdot L \cdot Q} \cdot \frac{\varepsilon^3}{(1-\varepsilon)^2}} = \frac{14}{1.2 \times 10^3 \text{ kg/m}^3}$$

$$\times \sqrt{\frac{2000 \text{ Pa} \times (2\times 10^{-4}) \text{ m}^2 \times 30 \text{ sec}}{1.8 \times 10^{-5} \text{ Pa·sec} \times (1.7\times 10^{-2}) \text{ m} \times (20\times 10^{-6}) \text{ m}^3} \times \frac{0.534^3}{0.466^2}}$$

$$= 13.7 \times 10^3 \text{ m}^2/\text{kg} = 13.7 \text{ m}^2/\text{g}$$

平均粒子径は，式 (5.8) から，

$$d = \frac{6}{S_\mathrm{w} \cdot \rho} = \frac{6}{13.7 \text{ m}^2/\text{g} \times 1.2 \times 10^6 \text{ g/m}^3} = 0.365 \times 10^{-6} \text{ m} = 0.365 \text{ μm}$$

9 窒素ガスを用いて，異なる圧力のもとで，粒子へのガス吸着量を測定したところ，P/P_0 が 0.05 ～ 0.25 の範囲では，P/P_0 と $P/V(P_0-P)$ との間に直線関係が成り立ち，Y 軸との切片は，0.0002 であった．ただし，P_0 は測定温度における飽和蒸気圧，V は圧力 P における吸着量である．N_2 ガスの分子断面積を 1.62×10^{-19} m^2，アボガドロ数を 6.02×10^{23} mol^{-1} として，この粒子の比表面積（m^2/g）を求めよ．

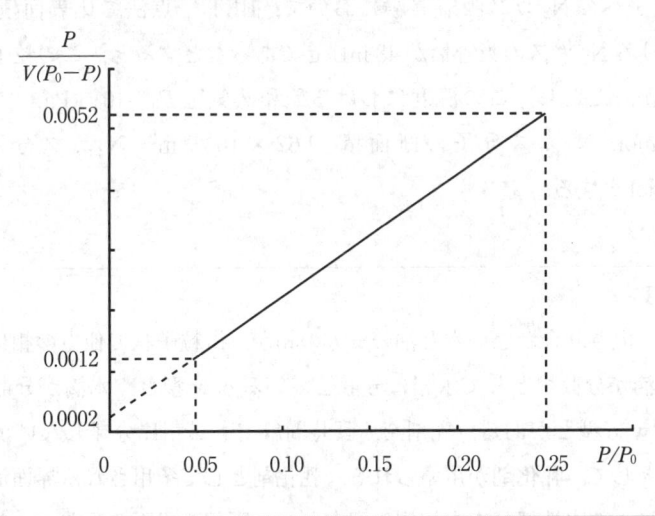

(正解) 比表面積：216 m^2/g

(解説) 窒素ガス吸着法において，P/P_0 と $P/V(P_0-P)$ との間に直線関係が得られており，BET の式が適用できる．粒子への N_2 ガス吸着量 V_m は以下のように求められる．

グラフの傾きは $\dfrac{C-1}{V_m \cdot C}$，Y 軸との切片は $\dfrac{1}{V_m \cdot C}$ であるため，

$$\frac{C-1}{V_m \cdot C} = \frac{0.0052 - 0.0012}{0.25 - 0.05} = 0.02, \quad \frac{1}{V_m \cdot C} = 0.0002$$

$$\frac{1}{V_m} = \frac{C-1}{V_m \cdot C} + \frac{1}{V_m \cdot C} = 0.0202$$

$V_m = 49.5$ mL/g

粒子比表面積 S_w は，式 (5.4) より，

$$S_w = \frac{V_m \cdot N \cdot \sigma}{M} = \frac{49.5 \text{ mL/g} \times 6.02 \times 10^{23}/\text{mol} \times 1.62 \times 10^{-19} \text{ m}^2}{22{,}400 \text{ mL/mol}} = 216 \text{ m}^2/\text{g}$$

◆ **練習問題** ◆

5.5 ある粉末粒子について，N_2 ガス吸着実験を行い，一定温度における圧力 P(kPa) における吸着量 V (mL) を測定した．BET プロットの回帰曲線から，単分子吸着量 V_m を求め，比表面積 S_w を求めよ．ただし，この温度における飽和蒸気圧 P_0 を 101 kPa，アボガドロ数 N を 6.02×10^{23}/mol，N_2 ガス分子の断面積を 1.62×10^{-19} m^2，N_2 ガス分子のモル体

積を 22,400 mL/mol とする.

P (kPa)	6	12	18	24
V (mL/g)	35.32	40.40	44.38	48.43

5.6 ある粉末粒子への N_2 ガス吸着実験において，BET 一点法で比表面積を求めた．圧力 20 kPa における N_2 ガスの吸着量が 48 mL/g であったとすると，この粒子の比表面積はいくらになるか．ただし，この温度における飽和蒸気圧 P_0：101 kPa，アボガドロ数 N：6.02×10^{23}/mol，N_2 ガス分子の断面積：1.62×10^{-19} m^2，N_2 ガス分子のモル体積：22,400 mL/mol とする.

＜コラム＞ HLB

乳剤は，互いに混ざり合わない水と油の一方の相が，微粒子状で他方の相に分散している製剤である．油滴が分散相として水相に分散している o/w 型と，水滴が分散相として油相に分散している w/o 型とがある．乳剤を，長時間経ても二相に分離しないように安定化するための添加剤として，**乳化剤**が用いられる．乳化剤として多用される界面活性剤は，親油性部分を油相側に，親水性部分を水相側に配向させ，両相の界面に吸着することにより，その界面張力を低下させる．界面活性剤における親油性と親水性のバランスの定量的尺度として用いられるのが，**HLB**（hydrophile-lipophile balance）である．HLB 値の大きいものほど親水性は高く，特に HLB 値が 8～10 程度のものは o/w 型の乳化剤として用いられる．一方，HLB 値の小さいものほど親油性が高く，3～6 程度の HLB 値をもつ界面活性剤は，w/o 型の乳化剤として用いられる．乳化剤の用途をもつ界面活性剤は，製剤中に複数混合して添加されることも多く，2 種の界面活性剤 A，B からなる混合物の HLB 値は，それぞれの HLB 値の加重平均となり以下の式で表すことができる．

$$HLB_{AB} = \frac{W_A \cdot HLB_A + W_B \cdot HLB_B}{W_A + W_B} \tag{5.9}$$

HLB_A：界面活性剤 A の HLB 値，HLB_B：界面活性剤 B の HLB 値，
W_A：界面活性剤 A の質量，W_B：界面活性剤 B の質量

吸水軟膏 1,000 g 中には，ソルビタンセスキオレイン酸が 50 g とラウロマクロゴールが 5 g 含まれており，それぞれの HLB 値は，3.7 および 9.5 であることが知られている．式 (5.9) を用いて，混合 HLB の値を求めると 4.2 となり，w/o 型乳剤としての役割を果たしていることがわかる．

6 粉体の性質

6.1 粒子密度

◆ **重要ポイント** ◆

* **密度**とは単位体積当たりの粉体の質量を示す．単位は質量・体積$^{-1}$である．
* **見かけ密度（かさ密度）**はすき間も含めた単位体積当たりの粉体の質量を示す．
* **真密度**は粉体のすべてのすき間を除いた固体部分の単位体積当たりの質量を示す．
* **比容積**は単位質量当たりの粉体が示す体積を示す．単位は体積・質量$^{-1}$であり，密度の逆数である．

◆ **確認問題** ◆

以下の記述の正誤を答えよ．

1. 密度の単位は質量・体積$^{-1}$である．
2. 一般に見かけ密度は真密度よりも大きい．
3. 比容積の単位は体積・質量$^{-1}$である．
4. 粉体の比容積は密度に比例する．
5. 密度が大きく異なる粉体同士は均一に混合しにくい．

正解：1（正），2（誤），3（正），4（誤），5（正）

◆ **基礎知識** ◆

密度とは単位体積当たりの固体，液体，気体の質量を示す．単位は質量・体積$^{-1}$であり，具

体的な単位としては g/cm³ がよく用いられる．水 1 cm³ の質量は温度によって少し異なるが，約 1 g である．つまり，水の密度は約 1 g/cm³ である．

　粉体の密度を考える場合，粒子と粒子の間あるいは粒子内部のすき間を含めた体積を基準にする場合と，これらのすき間を含まない固体部分の体積を基準にする場合がある．同じ粉体でも体積の定義により密度の値が異なる．すき間を含めない固体部分の体積で計算された密度は「**真密度**」と呼ばれる．真密度は粉体を構成する物質で決まる．一方，粒子と粒子の間あるいは粒子内部のすき間を含めた体積で計算される密度は「**見かけ密度**」あるいは「**かさ密度**」と呼ばれる．粒子と粒子の間にあるすき間は粉体の充てん状態によって異なるため，同じ粉体であってもその状態によって見かけ密度は異なる．状態によって変化することから，見かけ密度と呼ばれている．

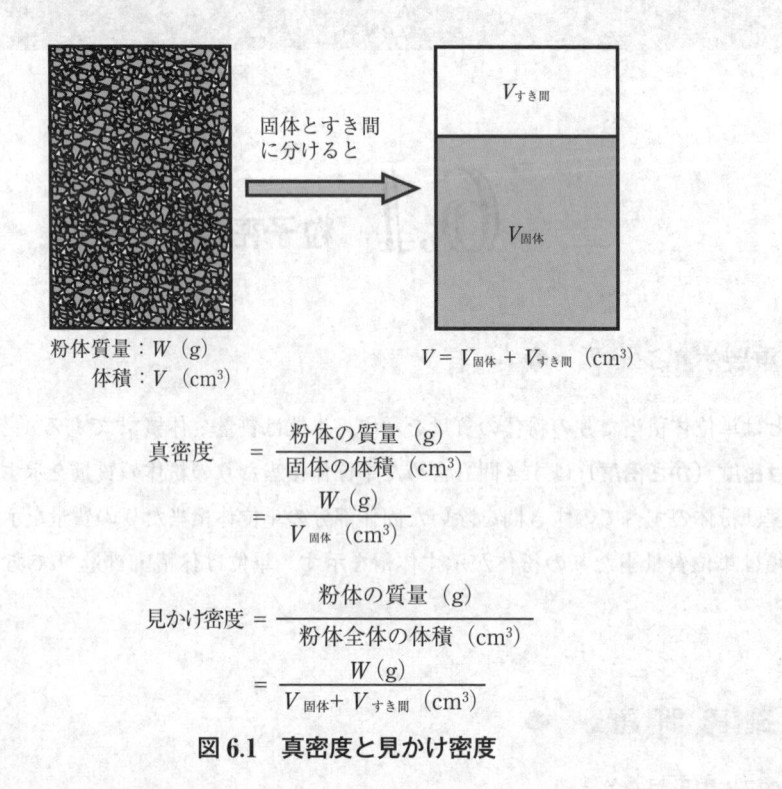

$$真密度 = \frac{粉体の質量\ (g)}{固体の体積\ (cm^3)}$$

$$= \frac{W\ (g)}{V_{固体}\ (cm^3)}$$

$$見かけ密度 = \frac{粉体の質量\ (g)}{粉体全体の体積\ (cm^3)}$$

$$= \frac{W\ (g)}{V_{固体} + V_{すき間}\ (cm^3)}$$

図 6.1 真密度と見かけ密度

　第 16 改正日本薬局方には粉体物性測定法として，「**粉体の粒子密度測定法**」と「**かさ密度及びタップ密度測定法**」が収載されている．つまり，日本薬局方には粉体の密度として，① **粒子密度**，② **かさ密度**，③ **タップ密度** の 3 種類がある．

　粒子密度は「粉体により置換される気体の体積が，質量既知のその粉体の体積に等しいと見なすことにより求められる」と表現されている．真密度に近い値を示す密度ではあるが，粒子の内部にあって気体が入り込むことができない空間が粉体の体積に含まれるため，正確には真密度とは異なる．真密度よりも小さい値を示す．一方，**かさ密度**は「タップしない（ゆるみ）状態での粉体試料の質量と粒子間隙容積の因子を含んだ粉体の体積との比」，また，**タップ密度**は「粉体試料を入れた容器を機械的にタップした後に得られる，増大したかさ密度」である．いずれも見かけ密度である．「かさ密度」は容器に充てんした直後で，粉体が密に充てんされておらず，粒子間のすき間が多い状態の見かけ密度である．「タップ密度」は粉体に機械的に振動を与えて，

すき間を詰めて密に充てんした状態の見かけ密度で,「かさ密度」よりも値は大きい.

比容積とは単位質量当たりの固体,液体,気体の体積を示す.単位は体積・質量$^{-1}$であり,具体的な単位としては cm^3/g がよく用いられる.定義から明らかなように,比容積と密度は互いに逆数の関係にある.密度と同様,すき間を含めた体積を基準にするかどうかで,**真比容積**と**見かけ比容積**がある.

粉体内のすき間の割合を示す値として**空隙率**(6.2 参照)がある.空隙率と密度,比容積には密接な関係がある.空隙率が大きいほど粉体の密度は小さく,比容積は大きい.

◆ 例 題 ◆

1　粉体 A 200 g の体積を測定したところ,130 cm^3 であった.粉体 A の見かけ密度および見かけ比容積を計算せよ.

(正解)　見かけ密度:1.54 g/cm^3,見かけ比容積:0.65 cm^3/g
(解説)

$$\text{見かけ密度} = \frac{\text{粉体の質量}}{\text{粉体全体の体積}} = \frac{200 \text{ g}}{130 \text{ cm}^3} = 1.54 \text{ g/cm}^3$$

$$\text{見かけ比容積} = \frac{\text{粉体全体の体積}}{\text{粉体の質量}} = \frac{130 \text{ cm}^3}{200 \text{ g}} = 0.65 \text{ cm}^3/\text{g}$$

◆ 練習問題 ◆

6.1　粉体の密度,比容積に関する記述として正しいものはどれか.
1. 空隙率が高いほど,かさ密度は小さくなる.
2. 粉体 A と粉体 B を質量比 1:1 で混合した混合粉体の見かけ密度は粉体 A,粉体 B の見かけ密度の平均値に等しい.
3. 粉体をタッピングすると,真密度は大きくなる.
4. 同一物質の粉体では,見かけ比容積が大きい粉体ほど粉体粒子は密に充てんされている.
5. 真密度が高い粉体ほど,その流動性は良好である.

6.2　見かけ比容積 0.80 cm^3/g の粉体 50 cm^3 を断面積 4 cm^3 の円筒容器に充てんし,タッピングしたところ,粉体層の高さは 11 cm となった.タッピング後の粉体の見かけ密度および見かけ比容積を計算せよ.

6.3　100 cm^3 の粉体 A(見かけ密度 1.40 g/cm^3)と 300 cm^3 の粉体 B(見かけ比容積 0.75 cm^3/g)を容器に入れて混合した.混合後の粉体の体積は 350 cm^3 であった.混合粉体の見かけ密

度および見かけ比容積を計算せよ．

6.2 空隙率，充てん率

◆ **重要ポイント** ◆

* 粉体全体の体積に対するすき間の体積の割合を**空隙率**という．
* 粉体全体の体積に対する固体部分の体積の割合を**充てん率**という．
* 同じ粉体に対する**空隙率**と**充てん率**を足し算すると，1（100％）になる．

◆ **確 認 問 題** ◆

以下の記述の正誤を答えよ．
1. 空隙率，充てん率ともに，0～1（0～100％）の大きさの値を示す．
2. 空隙率と充てん率は反比例の関係にある．
3. 一般に空隙率が大きいほど，見かけ密度は小さい．
4. タッピングにより，空隙率は大きくなる．
5. 粉体の粒子径が大きいほど，粉体の空隙率は小さくなる傾向がある．

正解：1（正），2（誤），3（正），4（誤），5（正）

◆ **基 礎 知 識** ◆

空隙率とはその名称から想像できるように，すき間を含む粉体全体の体積に対してすき間が占める割合である．一方，**充てん率**は粉体の全体積に対して固体部分が占める割合である．図6.2からも明らかなように，空隙率と充てん率を足し算すると1（100％）となる．**空隙率**の定義をしっかり記憶・理解すれば，計算問題は難しくない．図は理解する上で，大きな手助けとなる．図を描いて考えることが重要である．

第6章 粉体の性質

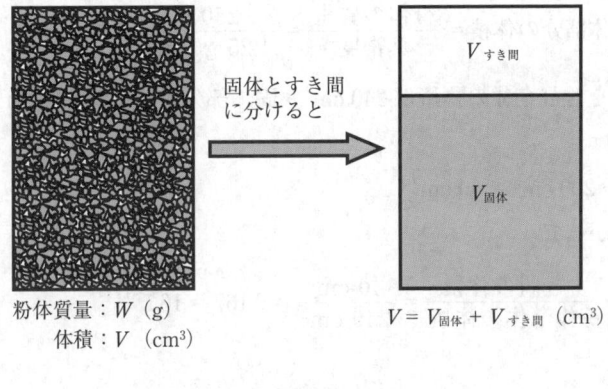

粉体質量：W (g)
体積：V (cm³)

$V = V_{固体} + V_{すき間}$ (cm³)

$$空隙率 = \frac{すき間の体積 (cm^3)}{粉体全体の体積 (cm^3)}$$

$$= \frac{V_{すき間} (cm^3)}{V (cm^3)} = \frac{V_{すき間} (cm^3)}{V_{固体} + V_{すき間} (cm^3)}$$

$$充てん率 = \frac{固体部分の体積 (cm^3)}{粉体全体の体積 (cm^3)}$$

$$= \frac{V_{固体} (cm^3)}{V (cm^3)} = \frac{V_{固体} (cm^3)}{V_{固体} + V_{すき間} (cm^3)}$$

図 6.2 空隙率と充てん率

粉体内部のすき間には2種類がある．粒子と粒子の間のすき間と粒子内部にあるすき間である．一般にタッピングによって充てん性が高まるが，この場合，粒子間のすき間が少なくなることによって粉体の充てん性が高まる．「6.1 粒子密度」で，日本薬局方収載の「**粉体の粒子密度測定法**」を説明した．この方法では「粉体により置換される気体の体積が，質量既知のその粉体の体積に等しいと見なす」ことで，粉体の体積を測定する．気体分子は粒子と粒子の間のすき間には容易に入り込むことができるため，この方法で測定された粉体の体積は粒子間のすき間を含まない体積である．しかし，粒子内部の閉じた空間にまで，気体分子は入り込むことができないため，粒子内部のすき間を含む体積である．したがって，真密度と「粉体の粒子密度測定法」で得られた粒子密度から，粒子内部の空隙率を求めることが可能である（練習問題 6.8 参照）．

◆ 例 題 ◆

2 真密度 1.25 g/cm³ の粉体 250 g の体積を測定したところ，240 cm³ であった．この粉体の空隙率を計算せよ．

（正解）空隙率：16.7%

（解説）粉体の体積はわかっているから，すき間の体積を計算する．そのために，粉体の質量と真密度から固体部分の体積を計算する．

$$粉体の固体部分の体積 = \frac{粉体の質量}{真密度} = \frac{250 \text{ g}}{1.25 \text{ g/cm}^3} = 200 \text{ cm}^3$$

粉体のすき間を含む全体の体積が 240 cm³，固体部分の体積が 200 cm³ であるから，すき間部分の体積は

$$240 \text{ cm}^3 - 200 \text{ cm}^3 = 40 \text{ cm}^3$$

である．したがって，

$$空隙率 = \frac{すき間の体積}{粉体全体の体積} = \frac{40 \text{ cm}^3}{240 \text{ cm}^3} = 0.167 = 16.7\%$$

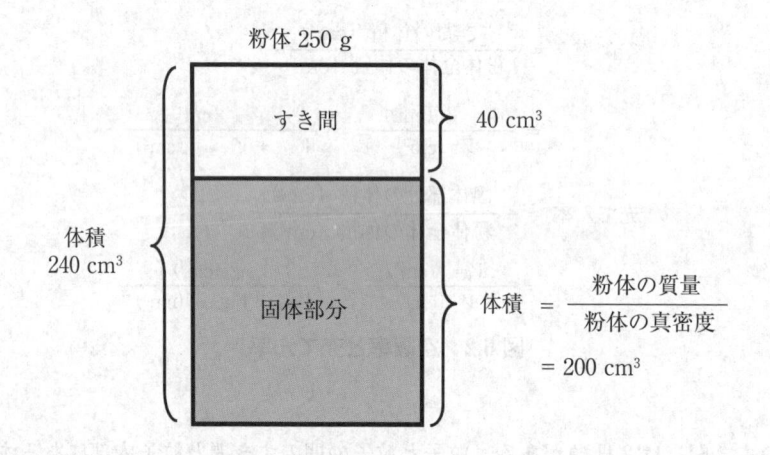

◆ 練習問題 ◆

6.4 粉体の空隙率，充てん率に関する記述として正しいものはどれか．
1. 粉体の比容積が大きくなると，充てん率も大きくなる．
2. 粉体をタッピングすると，空隙率は大きくなる．
3. 粉体の粒子径が大きいほど，粉体の空隙率は小さくなる傾向がある．
4. 一般に充てん率が大きい粉体は流動性が悪い．
5. 充てん率が同じ粉体同士を混合した場合，混合粉体の充てん率はもとの粉体と同じである．

6.5 ある粉体の見かけ密度は 1.30 g/cm³，真密度は 1.55 g/cm³ である．この粉体の空隙率を計算せよ．

6.6 一定量の粉体を円筒容器に静かに充てんしたところ，高さは 15 cm，空隙率は 20% であった．容器に入ったこの粉体をタップ充てんしたところ，粉体は密に充てんされ，粉体の高さは 12.5 cm となった．タップ充てんされた後の粉体の空隙率を計算せよ．

6.7 粉体 A の見かけ密度は 1.25 g/cm³，空隙率は 20% である．また，粉体 B の真密度は 1.50 g/cm³ である．粉体 A の 300 g と粉体 B の 300 g を混合したところ，混合粉体の体

積は 450 cm³ であった．混合粉体の空隙率を計算せよ．

6.8 空隙率 20% の粉体 200 g の体積を測定すると 150 cm³ であった．
  1. 粉体の真密度を計算せよ．
  2. 第 16 改正日本薬局方収載の「粉体の粒子密度測定法」で粒子密度を測定したところ，この粉体 200 g により置換された気体の体積は 125 cm³ であった．粒子内部の空隙率を計算せよ．ただし，粒子密度測定時，粉体の充てん性は変化しないものとする．

6.3 吸湿性（エルダーの仮説）

◆ 重要ポイント ◆

* 水溶性物質の粉体はある値以上の湿度の空気中で急激に吸湿する．
* 水溶性物質の粉体が急激に吸湿し始める湿度を**臨界相対湿度** critical relative humidity（**CRH**）という．
* 水可溶性物質の粉体を混合すると，混合する前のそれぞれの粉体よりも吸湿しやすくなる．
* 2 種類以上の水溶性物質の粉体を混合すると，混合粉体の CRH は混合前のそれぞれの粉体の CRH の積である（**エルダー** Elder **の仮説**）．
* 水不溶性物質の吸湿は，粒子表面への気体水分子の吸着現象である．湿度と吸湿量との関係は**ラングミュアー** Langmuir **式**（表面への単分子層吸着）や**ベット** BET **式**（表面への多分子層吸着）で表される．

◆ 確認問題 ◆

以下の記述の正誤を答えよ．
1. 粉体が吸収する水分量は粉体が接している空気の湿度によって決まる．
2. 水溶性化合物の粉体は，相対湿度が一定の値よりも高くなると，急激に吸湿する．
3. 水溶性物質の粉体がそれ以上で急激に吸湿する湿度を臨界相対湿度（CRH）という．
4. 粉体の粒子径の増大に伴って，吸湿性も増大する．
5. 粉体 A（CRH 60%）と粉体 B（CRH 80%）の質量比 1 : 1 の混合粉体の CRH は 70% である．
6. 2 種類の水溶性粉体を混合した場合，混合前のそれぞれの粉体に比べて，吸湿しにくくなる．

正解：1（正），2（正），3（正），4（誤），5（誤），6（誤）

◆ **基 礎 知 識** ◆

粉体の吸湿性は粉体の性質に影響を与える因子として重要である．吸湿した粉体の流動性は一般に悪い．また，吸湿した粉体は粒子間で結合しやすく，スティッキングやバインディング等の打錠障害の原因となる．これを回避するために，粉体を乾燥することがある．

粉体が吸収した水分量は粉体が触れている空気の**相対湿度**によって決まる．相対湿度とは単に湿度とも呼ばれる．その温度における飽和蒸気圧に対する空気に含まれる水蒸気が示す圧力の割合として定義され，通常はパーセント（%）で表示される．例えば，20℃における飽和水蒸気圧は23.4 hPa である．温度20℃における湿度50%とは，20℃における空気中の水蒸気が圧力11.7 hPa を示すことを意味している．湿度が低いほど，空気は乾燥した状態にあり，洗濯物が乾きやすい．

粉体が吸収した水分量と相対湿度との関係は粉体が水に溶けやすい物質でできているか，溶けない物質でできているかによって大きく異なる．水溶性の粉体の場合，粉体の吸湿量と湿度の関係を示すグラフは図6.3に示す形を示す．グラフはある湿度までは吸湿しないが，その湿度を超えると吸湿量が急激に増大するという特徴を示している．グラフが折れ曲がる湿度を**臨界相対湿度** critical relative humidity（**CRH**）と呼ぶ．つまり，水溶性の粉体は CRH 以上の湿度で潮解する．CRH は物質と水との親和性を示しており，一般に水に対する溶解度が大きい（水分子となじみやすい）物質ほど，CRH は低い．

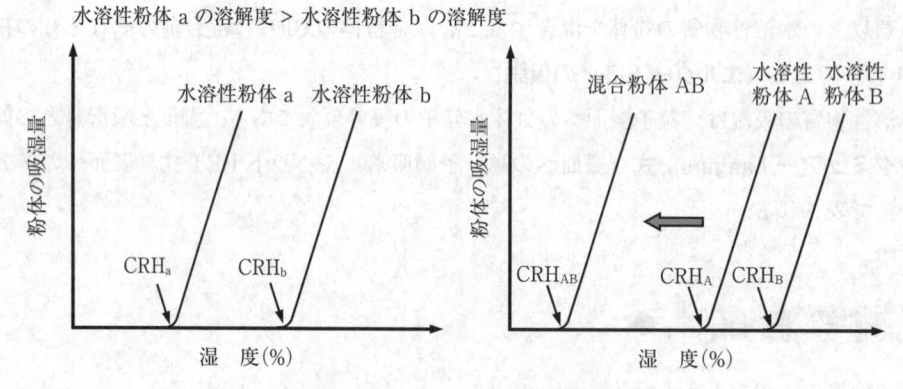

図6.3 水溶性粉体およびその混合粉体の吸湿性

2種類以上の水溶性の粉体を混合した場合，混合粉体の CRH は混合比率とは無関係に個々の粉体の CRH のかけ算になることが知られている．この関係を**エルダー Elder の仮説**という．ただし，混合する物質同士が反応する場合（例えば，複合体を形成する），塩の混合の際には共通イオンがある場合（例えば，Na_2SO_4 と $CaSO_4$ では，SO_4^{2-} が共通イオンである），エルダーの仮説は成立しない．エルダーの仮説は水溶性粉体を混合すると，個々の粉体よりも吸湿性が高まる（より低い湿度で吸湿する）ことを示している．

$$CRH_{混合粉体} = CRH_{粉体A} \times CRH_{粉体B} \times CRH_{粉体C} \times \cdots\cdots$$

水不溶性粉体の吸湿は固体表面への気体の水分子の吸着現象である．単分子層吸着の場合は**ラングミュアー** Langmuir **式**，多分子層吸着の場合は**ベット BET 式**で表される吸着曲線（図6.4）

を示す.

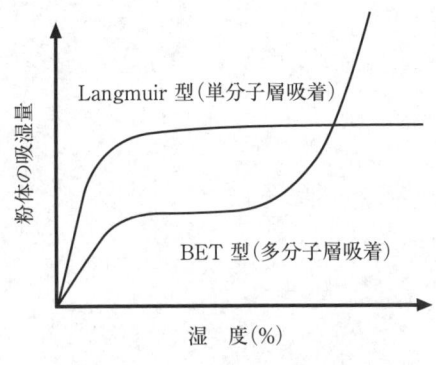

図6.4 水不溶性粉体の吸湿性

◆ 例 題 ◆

3 水溶性医薬品A（CRH 80%）の粉体800 gと水溶性医薬品B（CRH 60%）の粉体200 gを混合した．混合粉体のCRHを計算せよ．ただし，医薬品Aと医薬品Bに共通イオンはなく，混合しても反応しない．

（正解）CRH：48%
（解説）混合比とは無関係に，CRHのかけ算であるから，

$$0.80 \times 0.60 = 0.48 = 48\%$$

パーセント表示の80%と60%をかけ算すると間違いである．パーセント表示を比率表示（80% → 0.80, 60% → 0.60）に直して，かけ算する必要がある．

◆ 練習問題 ◆

6.9 粉体の吸湿性に関する記述として誤っているものはどれか．
1. 2種類の水溶性化合物の混合粉体のCRHは混合比に関係なく，個々の粉体のCRHの積となる．
2. 混合する粉体に共通イオンが存在すると，エルダーの仮説は成立しない．
3. 水溶性物質の水への溶解度が高いほど，その粉体のCRHは低い．
4. 水不溶性粉末と水溶性粉末を混合した場合，混合粉体のCRHは低下する．
5. 水不溶性粉体への吸湿はLangmuir式あるいはBET式で表される．

6.10 粉体Aと粉体Bを質量比3：1で混合した．混合粉体のCRHを測定したところ，60%であった．粉体BのCRHが80%の場合，粉体AのCRHは何%と考えられるか．

7 薬物の安定性と反応速度

7.1 反応速度

◆ **重要ポイント** ◆

* 反応速度は反応物の濃度の累乗の関数で表され，べき数を**反応次数**という．
* **積分式**で示される**反応速度式**は，ある時間における反応物の濃度を表す．**半減期**は積分式の C に $C_0/2$ を代入して得る．
* 反応次数によって，半減期と初期濃度との関係に特徴がある．

◆ **確 認 問 題** ◆

下記の文章に合致する反応次数を 0，1，2 次のいずれかで答えよ．
1. 半減期は初期濃度に依存しない．
2. 半減期は初期濃度に比例する．
3. 2 日間保存時に初期濃度の 2 分の 1，4 日目には初期濃度の 4 分の 1 の濃度になった．
4. 時間と濃度との関係を正規グラフおよび片対数グラフにプロットしたとき，いずれも直線にならない．
5. 時間と濃度との関係を正規グラフにプロットしたとき，直線になる．

正解：1（1 次），2（0 次），3（1 次），4（2 次），5（0 次）

◆ **基 礎 知 識** ◆

有機合成における反応や医薬品の安定性などは，化学反応として説明できる．反応物 A が変化

して生成物Pが生成する場合，Aの減少速度またはPの生成速度は，Aの濃度の指数倍に比例し下式で表される．

$$A \longrightarrow P$$

$$v = -\frac{d[A]}{dt} = \frac{d[P]}{dt} = k \cdot [A]^n$$

数式中のkは速度定数，nは反応次数である．nの数字によって，その反応を0，1または2次反応という（必ずしもnは整数でなくてもよい）．表7.1は各反応次数における反応速度および濃度の時間変化を表す微分式，積分式と半減期である．微分式で示した微分方程式を解き，初期値を入れるとそれぞれの積分式が求まる．積分式中のCに$C_0/2$を代入したときのtから半減期が求まる（表では，Aの濃度[A]および初期濃度[A]$_0$をCおよびC_0で表した）．

0次反応では，横軸の時間に対して縦軸にCをとってプロットすると，時間の増加に対してCは右下がりの直線になり，その勾配が$-k$である．

1次反応では，横軸の時間に対して縦軸にCの自然対数をプロットする（片対数）と，時間の経過に対してCは右下がりの直線となり，その勾配が$-k$ $\left(常用対数の場合は -\dfrac{k}{2.303}\right)$である．

1次反応の半減期は初濃度C_0に依存しない．

2次反応では，横軸の時間に対して縦軸にCの逆数をプロットすると，時間の経過に対してCは右上がりの直線となり，勾配がkである．

半減期と初濃度C_0との関係は反応の次数を反映したものとなっている．

表7.1 反応速度式と半減期

次数	微分式	積分式	半減期
0	$-\dfrac{dC}{dt} = k$	$C = -k \cdot t + C_0$	$\dfrac{C_0}{2 \cdot k}$
1	$-\dfrac{dC}{dt} = k \cdot C$	$C = C_0 \cdot e^{-k \cdot t}$ $\ln C = -k \cdot t + \ln C_0$ $\log C = -\dfrac{k}{2.303} \cdot t + \log C_0$	$\dfrac{\ln 2}{k}$ $\left(\dfrac{0.693}{k}\right)$
2	$-\dfrac{dC}{dt} = k \cdot C^2$	$\dfrac{1}{C} = k \cdot t + \dfrac{1}{C_0}$	$\dfrac{1}{k \cdot C_0}$

$\ln 10 = 2.303$, $\ln 2 = 0.693$

◆ 例 題 ◆

1 アスピリンの液剤の処方に関して，下記の問に答えよ．

アスピリン原末 300 mg を pH 6 の溶液 5 mL に分散させた液剤を 25℃で調製する．この製剤を 25℃で保存したとき，アスピリンの濃度が初期濃度の 85% になるのは何日後か．ただし，分解反応は 0 次反応とする．

なお，25℃におけるアスピリンの飽和溶解度は 3.3 mg/mL であり，この液中におけるアスピリンの分解の 1 次速度定数は $4.5 \times 10^{-6}\,\text{sec}^{-1}$ である．また，分解は溶解しているアスピリンのみで生じ，アスピリン原末からの溶解速度は分解速度に比べて十分に速いものとする．

（正解）6.9 日

（解説）この製剤のアスピリンの初濃度は 60 mg/mL で，飽和溶解度 3.3 mg/mL よりも大きく，製剤は懸濁している．製剤中のアスピリンとしては原末と飽和溶解度まで溶解したものが存在する．懸濁液中では，溶解したアスピリンのみが分解し，分解して減少したアスピリンが原末から供給されるため，溶解したアスピリンの濃度は一定となる．

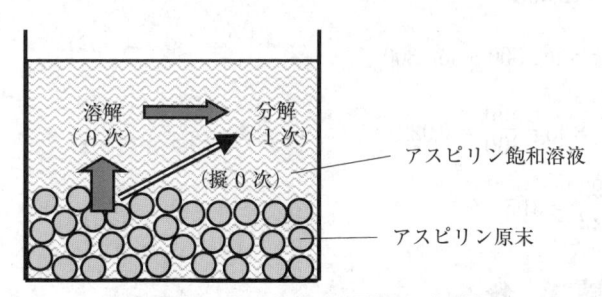

図 7.1 アスピリン懸濁液の安定性

まず，擬 0 次の反応速度を求め，0 次の反応速度式に反応速度を代入して，85% まで分解するのに要する日数を計算する．

1 次の分解反応は，次式で表される．

$$-\frac{dC}{dt} = k \cdot C_s$$

（C_s は溶解したアスピリンの飽和濃度，k は 1 次の反応速度定数を表す）

擬 0 次の反応速度定数を k_0 とすると，この式の右辺が k_0 となる．

すなわち，$k_0 = k \cdot C_s = (4.5 \times 10^{-6}) \times 3.3 = 14.9 \times 10^{-6}\,\text{mg/(mL·sec)}$ である．

0 次の反応速度式は $C = C_0 - k_0 \cdot t$ であるから，$C = 0.85 \times C_0$ のときの t を求める．

$$0.85 \times C_0 = C_0 - 14.9 \times 10^{-6} \times t$$

C_0 に 60 mg/mL を代入して計算すると

$$t = \frac{0.15 \times 60}{14.9 \times 10^{-6}} = 0.60 \times 10^6\,\text{sec} = 6.94\,\text{日}$$

本問のアスピリン懸濁剤のように，水溶液中での分解反応は1次反応であるが，溶解したアスピリン濃度が一定に保たれるために，固体状態の薬物を含めた薬物量が0次反応で減少する反応を**擬0次反応**という．

---

2 薬物Aが水溶液中に500 mg/mL含まれていたとき，一定の条件下で保存すると23日で含量が300 mg/mLに低下した．分解が1次反応と仮定した場合に，濃度が半分になるのに要する日数は何日か．

（正解）31.5日

（解説）1次反応速度の半減期は，$t_{1/2} = \dfrac{0.693}{k}$ と表される．kは1次の反応速度定数であり，薬物濃度の時間変化については下式で示される．

$$\log C = -\dfrac{k}{2.303} \cdot t + \log C_0$$

この式に，数値を代入して，kを求める．

$$\log 300 = -\dfrac{k}{2.303} \times 23 + \log 500$$

$$\dfrac{23}{2.303} \times k = \log 500 - \log 300$$

$$k = \dfrac{2.303}{23} \times \log \dfrac{500}{300} = 0.022$$

$$t_{1/2} = \dfrac{0.693}{0.022} = 31.5$$

◆ **練習問題** ◆

7.1 初濃度10 mg/mLの医薬品AとBの分解過程は，それぞれ図のIとIIのグラフで表される．この医薬品AとBの初濃度を5 mg/mLに変えたときのそれぞれの半減期は何日か．ただし，保存条件はすべて同じである．

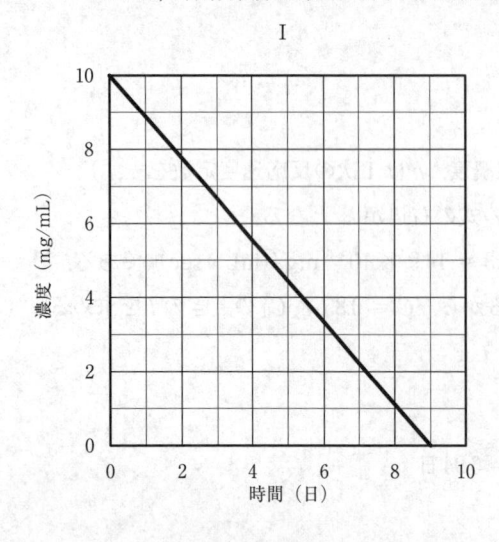

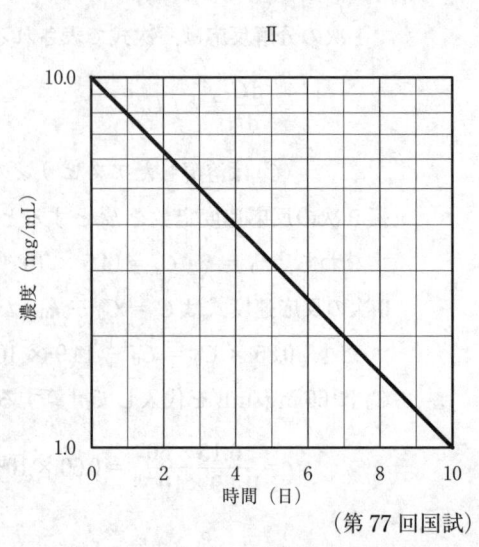

I

II

（第77回国試）

第7章 薬物の安定性と反応速度

7.2 初濃度 100 mg/mL の化合物 A と B は下図のように分解する．図を参考に以下の問いに答えよ．

1. 化合物 A と B の分解の反応次数はそれぞれいくつか．
2. 化合物 A と B の半減期はそれぞれ何日か．
3. 化合物 A と B の初濃度をそれぞれ 10 mg/mL と 50 mg/mL に変えた場合の半減期はそれぞれ何日か．

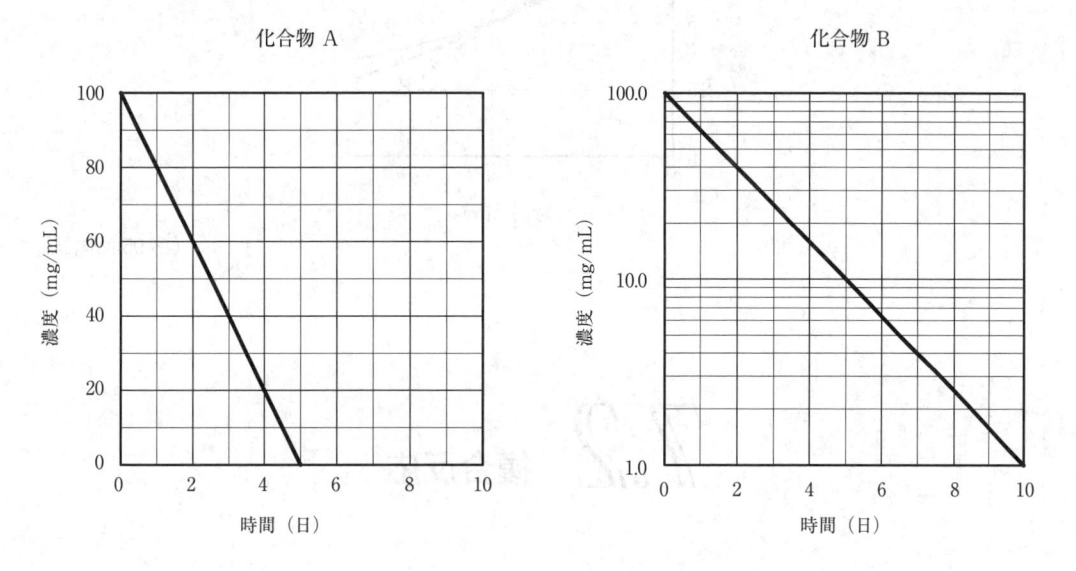

7.3 薬物 A は一次速度過程に従って分解し，その半減期 $t_{1/2}$ と絶対温度 T との関係をプロットすると図のようになる．温度が 13℃ から 30℃ に上昇したとき，反応速度は何倍に増加するか．

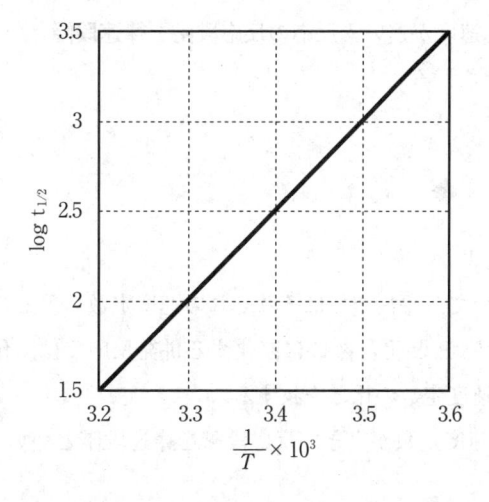

（第 90 回国試）

7.4 化合物 A，B 及び C の分解過程はみかけ上，0 次反応，1 次反応，または 2 次反応のいずれかで起こっている．図は 3 つの化合物の初濃度が 10 mg/mL のときの，化合物濃度の経時変化を示しており，いずれの場合も半減期は 4 時間であった．この初濃度を

20 mg/mL に変えたとき，A，B 及び C の半減期はそれぞれ何時間か．

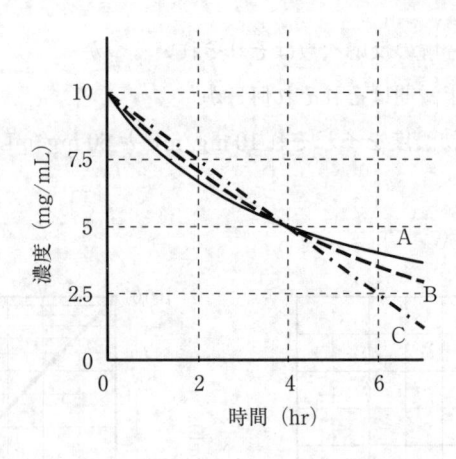

(第 95 回国試)

7.2 複合反応

◆ 重要ポイント ◆

* 素反応の組み合わさったものが複合反応であり，代表的な複合反応として，**可逆反応，併発反応，逐次反応**がある．
* 逐次反応では，最も反応速度が遅い素反応の反応段階を**律速段階**という．全体の反応速度は律速段階の反応速度に影響される．

◆ 確認問題 ◆

以下の記述の正誤を答えよ．
1. 可逆的な 1 次反応において，平衡定数はそれぞれの速度定数の差として表される．
2. 化合物 A が同時に化合物 B と化合物 C に変化する併発反応では，化合物 B と化合物 C の濃度比はそれぞれの反応速度定数の比と一致する．
3. 逐次反応で，最も反応速度定数が大きい反応段階を律速段階といい，この過程が反応全体の速度を支配する．
4. A → B → C と反応が進む逐次反応で，A が時間とともに減衰し，C が時間とともに増加するとき，B の濃度には必ず最大値が存在する．

正解：1（誤），2（正），3（誤），4（正）

第 7 章　薬物の安定性と反応速度

◆　基　礎　知　識　◆

A ⟶ P のような反応を素反応という．素反応が複数組み合わさったものが複合反応である．基本的な複合反応には，下記に示すような可逆反応，併発反応，逐次反応がある．

可逆反応：

平衡時のAの濃度　　$[A] = \dfrac{k_2}{k_1 + k_2} \cdot [A]_0$

平衡時のBの濃度　　$[B] = \dfrac{k_1}{k_1 + k_2} \cdot [A]_0$

平衡定数　$K = \dfrac{k_1}{k_2}$

$$A \underset{k_2}{\overset{k_1}{\rightleftarrows}} B$$

併発反応：

Aの濃度　　$[A] = [A]_0 \cdot e^{-(k_1 + k_2) \cdot t}$

Bの濃度　　$[B] = \dfrac{k_1}{k_1 + k_2} [A]_0 \cdot (1 - e^{-(k_1 + k_2) \cdot t})$

Cの濃度　　$[C] = \dfrac{k_2}{k_1 + k_2} [A]_0 \cdot (1 - e^{-(k_1 + k_2) \cdot t})$

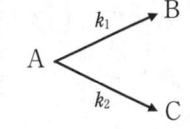

BとCの濃度比　　$\dfrac{[B]}{[C]} = \dfrac{k_1}{k_2}$

$$A \overset{k_1}{\nearrow} B \qquad A \overset{k_2}{\searrow} C$$

逐次反応：

Aの濃度　　$[A] = [A]_0 \cdot e^{-k_1 \cdot t}$

Bの濃度　　$[B] = \dfrac{k_1}{k_1 - k_2} [A]_0 \cdot (e^{-k_1 \cdot t} - e^{-k_2 \cdot t})$

Cの濃度　　$[C] = [A]_0 \cdot \left[1 + \dfrac{1}{k_1 - k_2} (k_2 \cdot e^{-k_1 \cdot t} - k_1 \cdot e^{-k_2 \cdot t}) \right]$

$$A \xrightarrow{k_1} B \xrightarrow{k_2} C$$

◆　例　題　◆

3 薬物 A を 25℃ に保存するとき，分解物 B と C が同時に生成する．それぞれの分解は 1 次反応であり，それぞれの分解速度定数は，$k_B = 5.5 \times 10^{-4} \, \text{hr}^{-1}$ と $k_C = 4.5 \times 10^{-4} \, \text{hr}^{-1}$ である．薬物 A の残存率が 85% になるのは何日後か．なお，$\ln 0.85 = -0.163$ とする．

（正解）6.8 日

（解説）併発反応（副反応）の問題である．A の濃度の時間変化は下記のように表される．

　　　$[A] = [A]_0 \cdot e^{-(k_B + k_C) \cdot t}$

式の [A] に $0.85 \cdot [A]_0$ を代入して，そのときの t を求める．

$0.85 \cdot [A]_0 = [A]_0 \cdot e^{-(5.5 \times 10^{-4} + 4.5 \times 10^{-4}) \cdot t_{85}}$, $0.85 = e^{-10 \times 10^{-4} \cdot t_{85}}$

対数にすると，$\ln 0.85 = -10^{-3} \cdot t_{85}$, $t_{85} = 0.163 \times 10^3 = 163 \text{ hr} = 6.8$ 日

◆ 練習問題 ◆

7.5 反応開始時には化合物Aのみが存在し，可逆反応によって化合物Bを生じる．この正逆両反応とも一次反応で進行している．このAとBとの濃度の時間変化は下図で示される．

1. 速度定数 k_1 と k_2 との比を求めよ．
2. 速度定数 k_1 と k_2 のそれぞれの値を求めよ．

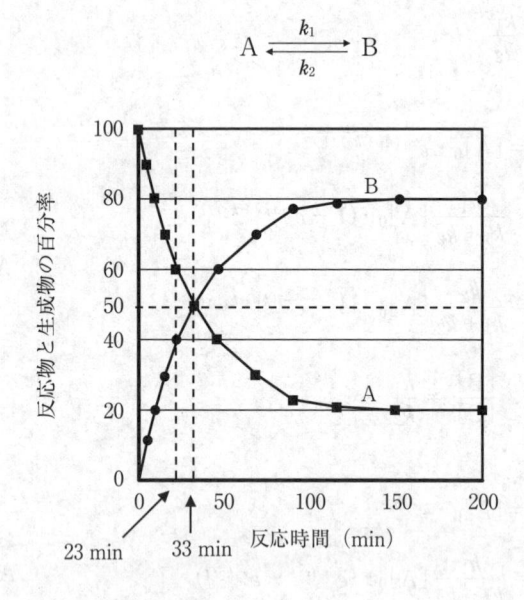

$$A \underset{k_2}{\overset{k_1}{\rightleftarrows}} B$$

(第93回国試を改変)

7.6 薬物Aは25℃に保存するとき，図のような2種類の分解物BとCを同時に生成する．それぞれの分解は1次速度式に従い，分解速度定数は

B；$k_B = 5 \times 10^{-4} \text{ hr}^{-1}$

C；$k_C = 5 \times 10^{-5} \text{ hr}^{-1}$ である．

Aの残存率が90％以上を有効期間とする場合，25℃における有効期限は何日か．

$$A \overset{k_B}{\underset{k_C}{\nearrow \atop \searrow}} \begin{matrix} B \\ C \end{matrix}$$

(第78回国試)

7.3 アレニウスの式

◆ **重要ポイント** ◆

* 反応速度と絶対温度との関係を表すのが**アレニウスの式**である．アレニウスの式は，**活性化エネルギー**，**頻度因子**，気体定数と絶対温度で表される．
* 活性化エネルギーおよび頻度因子はそれぞれ温度に依存しない値である．

◆ **確認問題** ◆

以下の記述の正誤を答えよ．

1. アレニウスの式の両辺を対数に変換し，横軸を絶対温度の逆数，縦軸を速度定数の対数でプロットしたとき，得られた直線の勾配は，活性化エネルギーに比例する．
2. 上記1のグラフで活性化エネルギーが等しい2つの薬物をそれぞれプロットすると，それぞれの薬物の示す直線は平行になる．
3. アレニウスの式は，溶液状態の薬物に限定した理論である．
4. 頻度因子は，無単位の数値である．

正解：1（正），2（正），3（誤），4（誤）

◆ **基 礎 知 識** ◆

　反応速度と温度との関係を表すアレニウスの式は19世紀末にS. Arrheniusが経験から導いた式である．後年多くの研究者により検証された結果，実情によく合致した式として認められた．現在，医薬品の安定性の予測などに広く利用されている．アレニウスの式では，反応速度定数は温度に依存し，頻度因子 A と活性化エネルギー E_a をパラメーターとして表される．化学反応を図7.2のような遷移状態理論で表すとき，E_a は遷移状態にいたるエネルギーである．頻度因子 A は温度に依存しない定数（厳密にはわずかに依存している）であり，反応速度と同じ単位を持つ．アレニウスの式（7.1）の両辺の対数をとると式（7.2）が得られる．横軸に絶対温度の逆数をとり，縦軸に k の対数をプロットしたグラフは，右下がりの直線になり，縦軸切片が $\ln A$ で，勾配が $-\dfrac{E_a}{R}$ である．

アレニウスの式

$$k = A \cdot e^{-\frac{E_a}{R \cdot T}} \tag{7.1}$$

$$\ln k = \ln A - \frac{E_a}{R \cdot T} \tag{7.2}$$

k：反応速度定数，A：頻度因子，E_a：活性化エネルギー
R：気体定数，T：絶対温度

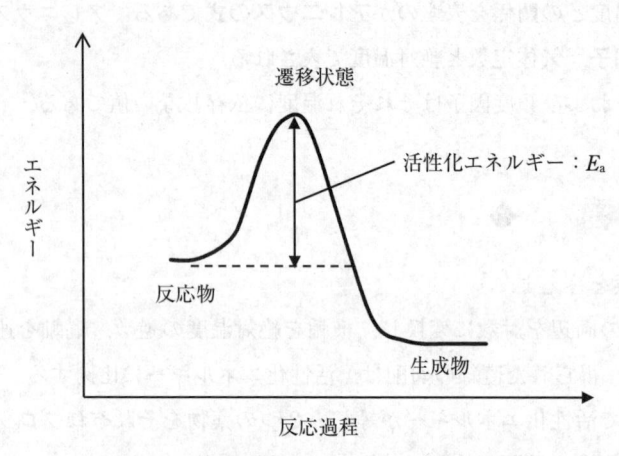

図 7.2　遷移状態理論で表した化学反応

◆　　例　題　　◆

4 薬物 A の分解速度定数は，27℃で $1.05\ \mathrm{hr}^{-1}$，77℃で $8.40\ \mathrm{hr}^{-1}$ である．薬物 A の活性化エネルギーと頻度因子をそれぞれ求めよ．気体定数は $8.31\ \mathrm{J/K \cdot mol}$ とする．

（正解）活性化エネルギー；$36.3\ \mathrm{kJ/mol}$，頻度因子；$2.19 \times 10^6\ \mathrm{hr}^{-1}$

（解説）アレニウスの式の対数 $\ln k = \ln A - \dfrac{E_a}{R \cdot T}$　（7.2）　に各温度の数値を代入して，A と E_a をそれぞれ求める．

まず，温度を絶対温度に直す．27℃は 300 K に，77℃は 350 K に相当する．

式（7.2）に 27℃と 77℃の条件をそれぞれ代入すると，

$$\ln 1.05 = \ln A - \frac{E_a}{8.31 \times 300} \quad ①$$

$$\ln 8.40 = \ln A - \frac{E_a}{8.31 \times 350} \quad ②$$

となり，式②−式①は

$$\ln 8.40 - \ln 1.05 = -\left(\frac{E_a}{8.31 \times 350} - \frac{E_a}{8.31 \times 300} \right)$$

$$\ln \frac{8.40}{1.05} = -\frac{E_a}{8.31} \times \left(\frac{1}{300} - \frac{1}{350}\right)$$

$$E_a = \ln 8 \times 8.31 \times \frac{350 \times 300}{50} = 36288 \text{ J/mol} = 36.3 \text{ kJ/mol}$$

式①に E_a を代入する.

$$\ln A = \ln 1.05 + \frac{36.3 \times 10^3}{8.31 \times 300} = 14.6$$

$$A = e^{14.6} = 2.19 \times 10^6 \text{ hr}^{-1}$$

◆ 練習問題 ◆

7.7 医薬品の安定性に関して,反応速度定数と温度との関係は下式で表される.各問いに答えなさい.

$$k = A \cdot e^{-\frac{E_a}{R \cdot T}}$$

1. 式中の A と E_a の名称を記載しなさい.
2. 化学反応を下図で説明するとき,式中の E_a は図中のどの部分に相当するか.番号で答えなさい.
3. E_a の大小と分解速度との関係について正しいものを選びなさい.
   ア.E_a と分解速度とは無関係
   イ.E_a が大きいほど,分解速度は大きくなる
   ウ.E_a が大きいほど,分解速度は小さくなる

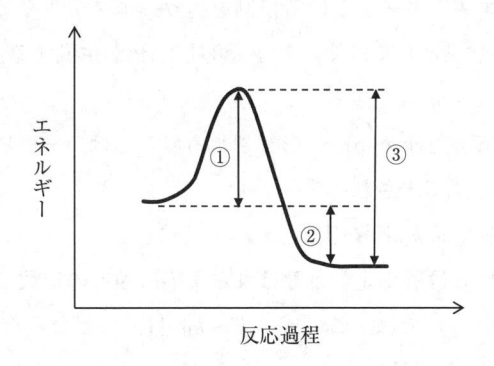

4. ある薬物の分解速度は,27℃では 1.36 hr^{-1},77℃では 8.16 hr^{-1} である.この温度範囲におけるこの薬物の E_a と A を求めよ.なお,気体定数は 8.31 J/K·mol とする.

7.4 触媒反応

◆ 重要ポイント ◆

* 触媒は活性化エネルギーを減少させる.
* 多くの医薬品溶液の安定性は液の pH に依存し,反応速度定数が H^+ または OH^- の触媒作用を受ける反応を**特殊酸塩基触媒反応**という.

◆ 確認問題 ◆

以下の記述の正誤を答えよ.
1. 触媒は,頻度因子に影響し,それを小さくして,反応速度を増加させる.
2. エステル類の水溶液中での加水分解では,H^+ または OH^- が触媒として働いている.
3. ある薬物が pH 6 の水溶液中で最も安定なとき,この薬物の溶解度は pH 6 で最も小さくなる.

正解:1(誤),2(正),3(誤)

◆ 基礎知識 ◆

触媒は図 7.2 の活性化エネルギーを下げる役割を担う.エステルやアミド結合の加水分解は,水溶液中の H^+ や OH^- が触媒として働く.A が分解して P が生成する反応が 1 次反応とすると,

$$A \longrightarrow P, \quad v = k[A]$$

と書き表される.反応速度定数 k が pH に影響される場合には,一般には k は水素イオン濃度および水酸イオン濃度を含む式で表され,

$$k = k_0 + k_{H^+}[H^+] + k_{OH^-}[OH^-] \tag{7.3}$$

となる.ただし,k_{H^+} と k_{OH^-} は触媒定数と呼ばれる反応に固有の定数である.

酸性条件($[H^+] \gg [OH^-]$)では,この式は $k \approx k_{H^+}[H^+]$ となるため,両辺の対数をとると,

$$\log k = \log k_{H^+} + \log[H^+]$$
$$= \log k_{H^+} - pH$$

となる.
アルカリ性条件($[H^+] \ll [OH^-]$)では,

$$k \approx k_{OH^-}[OH^-]$$
$$\log k = \log k_{OH^-} + \log[OH^-]$$
$$= \log k_{OH^-} + pH - pK_w$$

となる.

$$\log k = \log k_{\mathrm{H}} - \mathrm{pH} \qquad \log k = \log k_{\mathrm{OH}^-} + \mathrm{pH} - \mathrm{p}K_{\mathrm{w}}$$
$$k \approx k_0$$

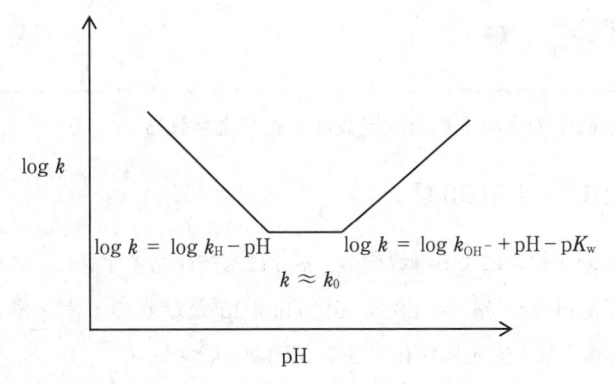

図 7.3　特殊酸塩基触媒反応における反応速度定数と pH との関係

　pH と反応速度定数 k の対数との関係は，図 7.3 に示したようになる．

　式 (7.3) の k_0 の項を無視できるときは，式 (7.3) は式 (7.4) に変形できる．このときの pH と k の対数との関係は図 7.4 のように示される．

$$k = k_{\mathrm{H}^+}[\mathrm{H}^+] + k_{\mathrm{OH}^-}[\mathrm{OH}^-] \tag{7.4}$$

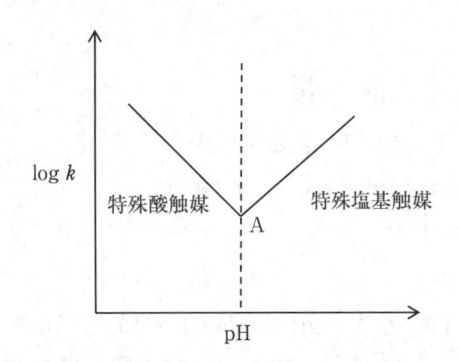

図 7.4　最も安定な pH が存在するときの反応速度定数と pH との関係

　k が最も小さくなる点 A の pH は以下のように誘導される．まず，点 A では式 (7.4) 中の 2 つの項が等しくなる．両辺の常用対数をとり変形すると式 (7.5) が得られる．式 (7.5) で示される pH が点 A の pH に相当する．

$$k_{\mathrm{H}^+}[\mathrm{H}^+] = k_{\mathrm{OH}^-}[\mathrm{OH}^-]$$
$$\log k_{\mathrm{H}^+} + \log[\mathrm{H}^+] = \log k_{\mathrm{OH}^-} + \log[\mathrm{OH}^-]$$
$$\log k_{\mathrm{H}^+} - \mathrm{pH} = \log k_{\mathrm{OH}^-} + \mathrm{pH} - \mathrm{p}K_{\mathrm{w}}$$
$$2 \cdot \mathrm{pH} = \mathrm{p}K_{\mathrm{w}} + \log k_{\mathrm{H}^+} - \log k_{\mathrm{OH}^-}$$
$$\mathrm{pH} = 7 + \frac{1}{2} \cdot \log \frac{k_{\mathrm{H}^+}}{k_{\mathrm{OH}^-}} \quad (\mathrm{p}K_{\mathrm{w}} = 14) \tag{7.5}$$

　このように，化学反応が溶液の pH の影響を受け，反応速度定数が H^+ または OH^- の触媒作用を受ける反応を**特殊酸塩基触媒反応**という．

例題

5 薬物 A の水溶液中の分解1次速度定数は下式で表される.

$$k = k_H[H^+] + k_{OH}[OH^-]$$

ここで, k_H は水素イオンによる触媒定数, k_{OH} は水酸化物イオンによる触媒定数である. $k_H = 1.0 \times 10^2$ L/mol·hr, $k_{OH} = 1.0 \times 10^4$ L/mol·hr 及び水のイオン積 $K_W = 1.0 \times 10^{-14}$ とすれば, この薬物を最も安定に保存できる pH はいくつか.

(第91回国試)

(正解) 6

(解説) 特殊酸塩基触媒反応に関する問題である.

pH が低いときは, $k \approx k_H[H^+]$, pH が高いときは, $k \approx k_{OH}[OH^-]$ となる.

薬物が最も安定な pH とは, 図7.4 の点 A である. この点では, $k_H[H^+] = k_{OH}[OH^-]$ である.

すなわち,

$$1 \times 10^2 \times [H^+] = 1 \times 10^4 \times [OH^-]$$

$[H^+] \times [OH^-] = 1 \times 10^{-14}$ であるから,

$$1 \times 10^2 \times [H^+] = 1 \times 10^4 \times 1 \times 10^{-14}/[H^+]$$

$$[H^+]^2 = 1 \times 10^{4-14-2}$$

$$= 1 \times 10^{-12}$$

すなわち, $[H^+] = 1 \times 10^{-6}$, pH $= -\log[1 \times 10^{-6}] = 6$

練習問題

7.8 薬物 A の水溶液中の分解1次速度定数は下式で表され, pH 6 で最も安定である. このときの k_H と k_{OH} の比を求めなさい.

$$k = k_H[H^+] + k_{OH}[OH^-]$$

ここで, k_H は水素イオンによる触媒定数, k_{OH} は水酸化物イオンによる触媒定数である.

7.5 複合体安定度定数

◆ **重要ポイント** ◆

*異なる分子の間に相互作用が働き，一定の比率で結合した化合物を**分子複合体**という．
*複合体を形成することにより，溶解性が影響を受けることがある．

◆ **確 認 問 題** ◆

以下の記述の正誤を答えよ．

1. アルプロスタジルとシクロデキストリンの複合体は，イオン結合で結びついている．
2. 安息香酸ナトリウムカフェインは安息香酸ナトリウムとカフェインの複合体であり，カフェイン単独に比してカフェイン溶解度が向上する．
3. アミノフィリン水和物はテオフィリンとエチレンジアミンとの複合体であり，テオフィリンの溶解度は変わらないが，固体状態での安定性が向上する．

正解：1（誤），2（正），3（誤）

◆ **基 礎 知 識** ◆

薬物の安定性や溶解性を改善する目的で，複合体を作製することがある．複合体には，金属との金属錯体，分子複合体，包接化合物などがある．薬物 A と化合物 B とがモル比 1：1 の複合体を形成する場合の平衡定数 K は次式で表される．

$$A + B \underset{}{\overset{K}{\rightleftarrows}} AB$$

$$K = \frac{[AB]}{[A] \cdot [B]} \tag{7.5}$$

分子複合体により薬物の溶解度が増加するときの例を図 7.5 に示す．薬物 A に化合物 B を添加したとき，モル比 1：1 の分子複合体が形成されて，薬物 A の溶解度が増加する．そのときの化合物 B の添加量と薬物 A の溶解度との関係を図は示している．$[A]_0$ は化合物 B を添加しないときの薬物 A の飽和溶解度である．化合物 B の濃度が $[B]_i$ のときには，薬物 A の濃度は $[A]_i$ となり，$[A]_i - [A]_0$ は複合体 AB に依存した溶解度である．

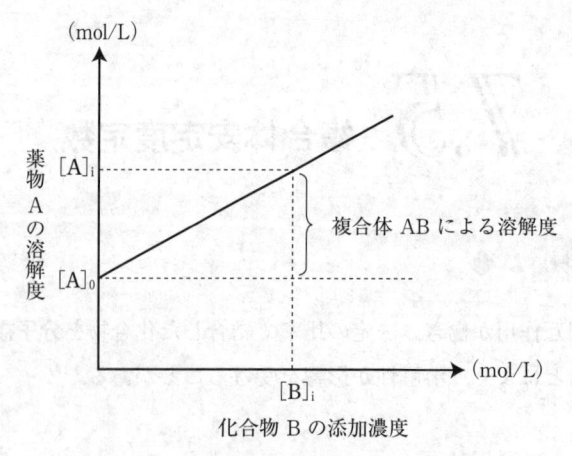

```
                      (mol/L)
                        ↑
                    [A]ᵢ ┆
  薬
  物                     ┆
  A
  の
  溶
  解                     ┆    複合体 AB による溶解度
  度
                    [A]₀ ┆
                        └─────┬──────→ (mol/L)
                            [B]ᵢ
                       化合物 B の添加濃度
```

図 7.5　複合体形成と溶解度との関係

$$[AB]_i = [A]_i - [A]_0$$

$[A]_i$ と $[B]_i$ をそれぞれ $[A]$ と $[B]$ と複合体の濃度 $[AB]_i$ で表す．

$$[A] + [AB]_i = [A]_i \quad [A] = [A]_i - [AB]_i = [A]_0$$

$$[B] + [AB]_i = [B]_i \quad [B] = [B]_i - [AB]_i = [B]_i - ([A]_i - [A]_0) = [B]_i - [A]_i + [A]_0$$

これらを式 (7.5) に代入する．

$$K = \frac{[A]_i - [A]_0}{[A]_0 \cdot ([B]_i - [A]_i + [A]_0)} \tag{7.6}$$

すなわち，図 7.5 のグラフから複合体の安定度定数を求めることができる．

◆ 例　題 ◆

6 薬物 A は化合物 B と 1：1 の分子複合体 AB を形成し，溶解度が増すことが知られている．一定の温度において薬物 A の溶解度と化合物 B の添加濃度との間に図のような関係があるとき，分子複合体 AB の安定度定数を求めよ．

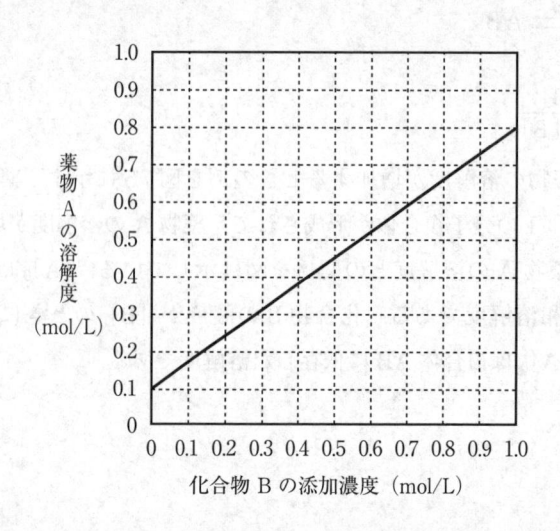

```
  薬物 A の溶解度 (mol/L)
  1.0 ┤
  0.9 ┤
  0.8 ┤                              ╱
  0.7 ┤                          ╱
  0.6 ┤                      ╱
  0.5 ┤                  ╱
  0.4 ┤              ╱
  0.3 ┤          ╱
  0.2 ┤      ╱
  0.1 ┤  ╱
    0 └┬───┬───┬───┬───┬───┬───┬───┬───┬───┬───┬
      0  0.1 0.2 0.3 0.4 0.5 0.6 0.7 0.8 0.9 1.0
             化合物 B の添加濃度 (mol/L)
```

（正解）23.3 L/mol

（解説）図から化合物 B の濃度が 1 mol/L のとき薬物 A の溶解度は 0.8 mol/L である．このときの数値を式（7.6）に代入する．

$$A + B \underset{}{\overset{K}{\rightleftarrows}} AB$$

$$K = \frac{0.8 - 0.1}{0.1 \times (1.0 - 0.8 + 0.1)} \approx 23.3 \text{ L/mol}$$

式（7.6）を覚えている必要はなく，下記の平衡定数の式（7.5）にそれぞれの数値を代入してもよい．

$$K = \frac{[AB]}{[A] \cdot [B]}$$

ここで，B の添加濃度が 1 mol/L の時，A の溶解度が 0.8 mol/L であることから，[AB]，[A]，[B] を計算で求める．

[AB] = 0.8 − 0.1 = 0.7 である．
[A] = [A]$_i$ − [AB] = [A]$_0$ = 0.1
[B] = [B]$_i$ − [AB] = 1.0 − (0.8 − 0.1) = 0.3

これらを式（7.5）に代入すると同じ結果になる．

◆ 練習問題 ◆

7.9 薬物 A，B，C はいずれも化合物 X とモル比 1 : 1 の分子複合体を形成し，溶解性が向上する．図のような薬物 A，B，C の溶解度と化合物 X の添加濃度との関係があるとき，それぞれの分子複合体の安定度定数の大小関係を求めなさい．

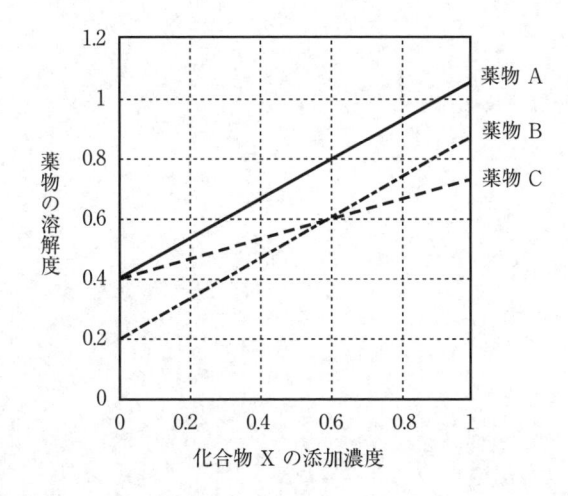

8 無菌製剤の等張化

　体内に直接投与する注射剤や刺激に対して敏感な目に適用する点眼剤などの浸透圧を，できるだけ血清や涙液などの体液と同じ浸透圧，すなわち等張となるよう調整することは，物理化学的刺激による適用部位の組織傷害，疼痛，血管内膜損傷（血管炎），溶血などを防ぐ上で重要である．

◆　**重要ポイント**　◆

* 正常な血漿や涙液の**浸透圧濃度（オスモル濃度）は約 285 mOsm** である．
* 血清や涙液と等張な **0.9% 生理食塩水**や **5% ブドウ糖溶液**の凝固点は−0.52℃ である．
* 医薬品 1 g と同じ浸透圧を示す塩化ナトリウムの量 g を**食塩当量（食塩価）**という．
* 医薬品 1 g で等張化できる水の容積 mL を**等張容積（容積価）**という．

◆　**確 認 問 題**　◆

　以下の記述の正誤を答えよ．
1. 血清と等張な塩化ナトリウム水溶液の濃度は 0.9 w/v% である．
2. 凝固点が−0.52℃ の液剤は涙液と等張とみなせる．
3. 静脈栄養補給に用いる 10 w/v% ブドウ糖溶液は血漿と等張である．
4. 食塩価を用いて薬物の量（g）をこれと同じ浸透圧を示す食塩の量（g）に換算できる．
5. 薬物 1 g を水に溶かして 1 mol/L 溶液とするのに必要な水の容量を容積価という．

正解：1（正），2（正），3（誤），4（正），5（誤）

◆ 　基 礎 知 識　 ◆

(1) 等張化の計算

等張化の方法には，食塩価（食塩当量）法，容積価（等張容積）法，氷点降下（凝固点降下）法がある．

これらは，例えば，円，ドル，ユーロの通貨間のように互換性があるので，異なる条件が与えられている場合でも，いずれかに統一することで計算が容易になる．

公式として記憶するのではなく，基本を整理してシンプルに理解しておこう．

なお，液剤の濃度は，通例，質量対容量百分率 w/v% で与えられるため，溶液 100 mL 当たりで考えると，溶液濃度と溶質の質量の値は N で一致する．

$$N(w/v)\% = N \text{ g}/100 \text{ mL}$$

したがって，等張化剤の添加量を求める場合，溶液 100 mL 当たりで算出し，最終的に必要な容量当たりの値に改めると間違いが少なくなる場合が多い．なお，液剤では，単に % と表記される場合も w/v% を示している．

a．食塩価法

薬品 1 g と同等の浸透圧を示す食塩（塩化ナトリウム）の量（g），すなわち，食塩価（食塩当量）に換算する方法．

各溶質の質量と食塩価の積の総和（Σ）が，生理食塩水（0.9 w/v% 等張塩化ナトリウム水溶液）と等しい，溶液 100 mL 当たり 0.9 g となるように調節すると等張となる．

$$0.9 = \Sigma\{(溶質の質量) \times (食塩価)\} \quad (\text{g}/100 \text{ mL})$$

例えば，ホウ酸の食塩価は 0.5 であるので，ホウ酸だけで等張溶液をつくるとすると，$0.9 = x \times 0.5$　∴ $x = 1.8$ より，100 mL 当たりに 1.8 g を添加すればよいことがわかる．

b．容積価法

容積価（等張容積）(mL/g) は，薬品 1 g を溶解して等張液とするのに必要な水の容積（mL），すなわち，薬品 1 g 当たりで等張化できる水の容積．

各溶質の質量と容積価の積の総和が，溶液量と一致するように調節すると等張となる．

溶液 100 mL について

$$100 = \Sigma\{(溶質の質量) \times (容積価)\} \quad (\text{mL})$$

例えば，ブドウ糖の容積価は 20 であるので，ブドウ糖だけで等張溶液をつくるとすると，$100 = x \times 20$　∴ $x = 5$ より，100 mL 当たりに 5 g を添加すればよいことがわかる．

c. 凝固点降下法（氷点降下法）

理想希薄溶液の凝固点（氷点）降下度は，その束一的性質より，溶質の種類によらず粒子濃度に比例する．

各溶質による凝固点降下の総和が，等張溶液の凝固点降下度である 0.52℃ と等しくなるように調節すると等張となる．なお，凝固点降下度は 1 w/v% 溶液の値として与えられる．

$$0.52 = \Sigma\{(溶質の w/v\% 濃度) \times (凝固点降下度)\} \quad (℃)$$

例えば，グリセリンの氷点降下度は 0.2 であるので，グリセリンだけで等張溶液をつくるとすると，$0.52 = x \times 0.2$　∴ $x = 2.6$ より，100 mL 当たりに 2.6 g を添加すればよいことがわかる．

d. 食塩価・容積価・凝固点降下度の換算

食塩価・容積価・凝固点降下度は比例関係にある．このため，これらの数値間の換算は，比例計算で容易にできる．

表 8.1 より，塩化ナトリウムでこれらの比は 1.00：111.1：0.576 であるので，

$$0.9 \text{ w/v\% 生理食塩水} \Rightarrow 0.9 : 100 : 0.52$$

この比を用いることで，等張化のための換算が容易になるので記憶しておこう．

表 8.1　主な医薬品の食塩価，容積価，凝固点降下度

医薬品	食塩価	容積価（mL/g）	凝固点降下度（℃/%）
塩化ナトリウム	1.00	111.1	0.576
ブドウ糖（無水）	0.18	20.0	0.10
グリセリン	0.35	39.0	0.20
ホウ酸	0.50	55.7	0.28
ピロカルピン塩酸塩	0.24	26.7	0.13
チアミン塩化物塩酸塩	0.25	27.8	0.139
硝酸銀	0.33	36.7	0.19
硝酸カリウム	0.56	62.3	0.32
アトロピン硫酸塩水和物	0.13	14.3	0.07
硫酸亜鉛水和物	0.15	16.7	0.08
プロカイン塩酸塩	0.21	23.3	0.12
クロロブタノール	0.24	26.7	0.14

(2) 医薬品と浸透圧

液状製剤の溶媒は水である．いま水分子は通すが，溶質である薬物を通さない半透膜があるとする．この半透膜の一方の側に薬物溶液を，他の側に水を置くと，水の一部が薬物溶液側に浸透

して平衡に達する．このとき，半透膜の両側にかかる圧力は水が移動した分，溶液側が高くなる．この圧力差が，薬物溶液の**浸透圧** osmotic pressure（単位 Pa）に相当する．溶液側に浸透圧に相当する圧力をかけると，この水の移動（浸透）を止めることができる．このように，液状製剤は，溶解している医薬品や添加剤の濃度に基づく浸透圧を示し，生体組織に物理的力を及ぼす．

(3) 等張化の意義

体液と同等の浸透圧を示す溶液を等張溶液といい，これよりも低い場合は低張，高い場合は高張という．製剤の浸透圧を，等張化剤を添加するなどにより，血漿や涙液などの体液と同等の浸透圧とすることを**等張化**という．

はじめに述べたように，体内に直接投与される注射剤や，刺激に対して敏感な目に適用される点眼剤などの浸透圧濃度をできるだけ血清や涙液などの体液と同じ浸透圧濃度に調節すること（等張化）は，浸透圧に基づく物理的刺激による適用部位の**組織傷害，疼痛，血管内膜損傷（血管炎），溶血**などを防ぐ上で重要である．

(4) 体液の浸透圧

正常な血漿や涙液の浸透圧は約 285 mOsm（検査基準値 275〜290 mOsm）である．

血漿中の主要な溶質としては，電解質（Na^+，K^+，Cl^-），ブドウ糖，尿素などがあるが，血漿浸透圧は主にナトリウムと塩素のイオン濃度で決まる．一方，アルブミンやグロブリンなどの高分子はコロイド（膠質）浸透圧（約 3.7 kPa）を形成し，血管内と組織間の水分の移動や保持に重要な役割を果たしている．

病態によって血糖値や尿素窒素値などの臨床値は変動する．血漿浸透圧は，臨床的には次式によって概算できる．

> 血漿浸透圧（mOsm）
> $= 2 \times Na^+(mEq/L) + ブドウ糖(mg/dL)/18 + 尿素窒素(mg/dL)/2.8$

(5) 浸透圧比

生理食塩水の浸透圧濃度（オスモル濃度）（= 286 mOsm）に対する溶液のオスモル濃度の比は**浸透圧比**と呼ばれ，等張性の尺度となる．日本薬局方の一般試験法には，凝固点降下法に基づく浸透圧測定法が収載されている．

(6) 浸透圧濃度（オスモル濃度）

浸透圧は，溶液の束一的性質により，溶質の種類によらず，溶液中に溶けている分子やイオンなどの総粒子濃度に比例する．**浸透圧濃度（オスモル濃度）**は，この溶液の総粒子濃度（物質

量）に等しい．単位はオスモル Osm で，通常，ミリオスモル mOsm を用いる．

浸透圧は，比較的低濃度の非電解質の溶液では，次の**ファント・ホッフ** van't Hoff **式**に従う．

ファント・ホッフ式

（浸透圧）=（溶質のモル濃度）× R × T

ただし，R：気体定数，T：絶対温度

この溶質モル濃度は質量モル濃度（mol/kg）であるが，希薄溶液では容量モル濃度（mol/L）に等しいとみなしてよい．

一方，塩類や医薬品の多くは電解質なので，イオンへの解離による粒子濃度の増分を考慮する必要がある．

（浸透圧）=（係数）×（溶質のモル濃度）× R × T

この係数は，1モルの電解質から解離して生じる粒子のモル数と関連し，ファント・ホッフの係数と呼ばれ，非電解質の時は1である．

一般に，（係数）×（溶質のモル濃度）が浸透圧濃度となる．

◆ 例 題 ◆

---
1 （食塩価法）次の処方の点眼剤を，涙液と等張とするのに必要な塩化ナトリウム量 x（g）を求めよ．ただし，アトロピン硫酸塩水和物の食塩価は 0.13 とする．

アトロピン硫酸塩	1.0 g
塩化ナトリウム	x g
精製水	適量
全量	200 mL

（正解）1.67 g

（解説）点眼剤 100 mL 当たりに添加する塩化ナトリウム量を y（g）とすると，

食塩価法 $\boxed{0.9 = \Sigma\{(溶質の質量)×(食塩価)\}}$ （g/100 mL）より

$0.9 = 0.5 × 0.13 + y × 1.00$ （塩化ナトリウムの食塩価は1.00）

∴ $y = 0.835$（g/100 mL）

したがって，$x = 0.835$ g/100 mL × 200 mL = <u>1.67 （g）</u>

食塩価法は国家試験によく出題されているので，少し丁寧に確認しておこう．

- 食塩価法は，薬品の量をこれと同等の浸透圧を示す食塩の量に換算して求める方法である．
- 生理食塩水は 100 mL 当たり 0.9 g の塩化ナトリウムを含む（= 0.9 g/100 mL）．
- そこで，100 mL 当たりの各薬品の量（g）に食塩当量をかけて，その総和が 0.9 g となるように調節すれば等張化できる．

① 溶液 100 mL で考えると，アトロピン硫酸塩は

$1.0 \text{ g} \times 100 \text{ mL}/200 \text{ mL} = 0.5 \text{ g}$

② 食塩当量を用いて，塩化ナトリウム量に換算すると

$0.5 \text{ g} \times 0.13 = 0.065 \text{ g}$

③ 等張化に必要な塩化ナトリウム量は 0.9 g であるので

$0.9 \text{ g} - 0.065 \text{ g} = 0.835 \text{ g}$

つまり，0.835 g の塩化ナトリウムを 100 mL 当たりに添加すれば等張となる．

生理食塩水 100 mL 中の食塩量 0.9 g	
食塩換算量 0.065 g	塩化ナトリウム 0.835 g
アトロピン硫酸塩 0.5 g	

④ ただし，調製する溶液量は 200 mL なので，$x = 0.835 \times 2 = \underline{1.67}$ となる．

---

2 （凝固点降下法）プロカイン塩酸塩を 2.0 w/v% 含有する注射液 100 mL に食塩を添加して等張化する．このとき必要な食塩の量を求めなさい．
ただし，プロカイン塩酸塩および塩化ナトリウムの氷点降下度は，それぞれ 0.12 および 0.58 とする．

（正解）0.48 g
（解説）100 mL 当たりに加えるべき食塩量または食塩濃度を x（g/100 mL）とすると

$0.52 = 2.0 \times 0.12 + x \times 0.58$

$x = 0.48 \text{(g/100 mL)} \qquad \therefore \underline{0.48 \text{ g}}$

① $2.0 \times 0.12 = 0.24$
現在の氷点 -0.24
プロカイン塩酸塩の量 $2.0 \text{ g}/100 \text{ mL}$
食塩の量 $x \text{ g}/100 \text{ mL}$
プロカイン塩酸塩の氷点降下度 0.12
必要な氷点降下度 ② $0.52 - 0.24 = 0.28$
食塩の氷点降下度 0.58
等張溶液の氷点 -0.52
③ $x = 0.28 \div 0.58 = \underline{0.48 \text{ g}}$

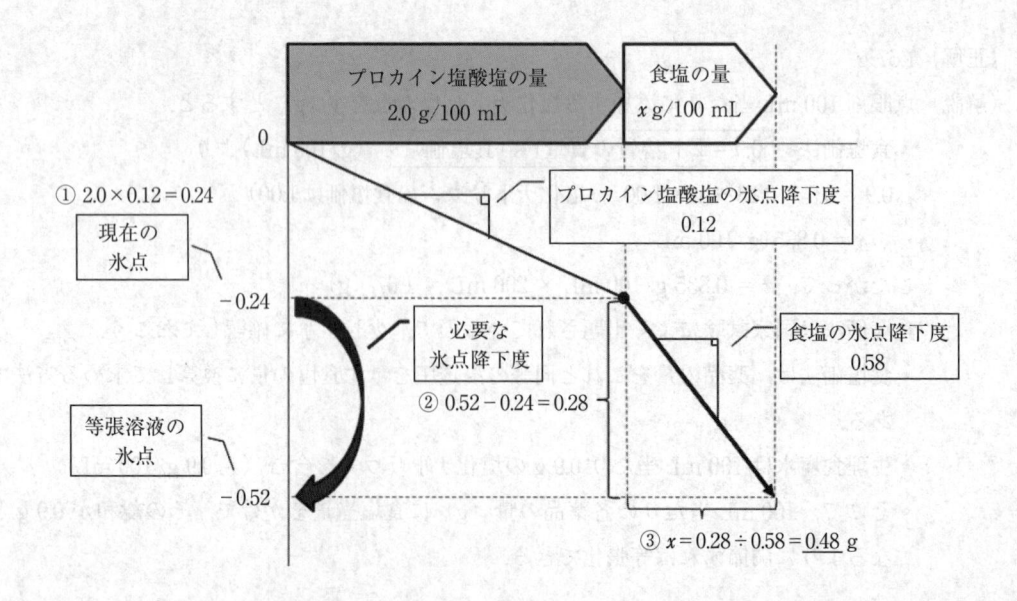

上図は等張化計算の手順を図示したものである．

以下の①〜③のステップを，図をよく見ながら理解しよう．

① 2% のプロカイン塩酸塩による溶液の氷点降下度を求める．

$2.0\% \times 0.12\,℃/\% = 0.24\,℃$

② 目標とする氷点降下度は 0.52 であるので，その差を求めると

$0.52\,℃ - 0.24\,℃ = 0.28\,℃$

③ この氷点降下度に達するのに必要な塩化ナトリウムの濃度（または量）をその氷点降下度から求めると

$0.28\,℃ \div 0.58\,℃/\% = 0.48\%$

④ 溶液量は 100 mL であるので，

$0.48\,g/100\,mL \times 100\,mL = \underline{0.48\,g}$

---

3 硫酸亜鉛 0.1 g とホウ酸 0.65 g からなる点眼剤を 50 mL 調製するとき，等張化のために必要な塩化ナトリウムの量（g）に最も近い値はどれか．ただし，硫酸亜鉛水和物およびホウ酸の容積価は，それぞれ，16.7 および 55.7 とする．

1. 0.1　　2. 0.3　　3. 0.5　　4. 0.7　　5. 1.1　　6. 1.4

（第 90 回国試を改変）

（正解）1

（解説）容積価法　$100 = \Sigma\{(溶質の質量) \times (容積価)\}$　より

溶液 50 mL であるので添加する<u>生理食塩水の容積を x mL</u> とすると

$50\,(mL) = 0.1\,(g) \times 16.7\,(mL/g) + 0.65\,(g) \times 55.7\,(mL/g) + x\,(mL)$

∴　$x = 12.1\,(mL)$

ここで，生理食塩水は 0.9（g/100 mL）であるので，

$0.9\,g/100\,mL \times 12.1\,mL = \underline{0.11\,g}$

なお，塩化ナトリウムの容積価 111.1 を用いれば直接添加量を求めることができる．
（塩化ナトリウムの容積価は，$0.9 : 100 = 1.0 : y$ より容易に求まる．）

全量 50 mL		
等張溶液 1.67 mL	等張溶液 36.2 mL	生理食塩水（等張） 12.1 mL
硫酸亜鉛 0.1 g	ホウ酸 0.55 g	塩化ナトリウム x g

第8章 無菌製剤の等張化

> **4** 次の溶液の浸透圧濃度を求めなさい．
>   1. 5 w/v% ブドウ糖液
>   2. 0.9 w/v% 生理食塩水
>
> ただし，ブドウ糖（$C_6H_{12}O_6$）および塩化ナトリウムの分子量はそれぞれ 180 および 58.5 とし，塩化ナトリウムは溶液中で完全に解離するものとする．

（正解）1. 278 mOsm　　2. 308 mOsm

（解説）1. ブドウ糖は非電解質であるので浸透圧濃度は容量モル濃度に等しい．

したがって，パーセント濃度（w/v%）をミリモル濃度（mmol/L）に変換すれば浸透圧濃度が求まる．

① 1 L 当たりの g 数を求める．

5 w/v% = 5 g/100 mL だから

50 g/L

② 分子量を使ってモル数に換算する．

50 ÷ 180 = 0.278 mol より

モル濃度は 278 mmol/L

非電解質の浸透圧濃度はモル濃度に等しいので

∴ 278 mOsm

2. 電解質の場合は溶解して解離するため，総粒子濃度を求めるためには，解離して生じるイオンの数と解離度を考慮する必要がある．

塩化ナトリウムなどの強電解質は，希薄溶液ではほぼ完全に解離するので，塩化ナトリウム 1 モルは溶解すると 2 モルのイオン粒子となる（2倍）．

NaCl ⟶ Na$^+$ + Cl$^-$

1. と同様，与えられた式量を使って，パーセント濃度をモル濃度に換算する．

① 1 L = 1000 mL 当たりのグラム数 g に変換する．

0.9% = 0.9 g/100 mL

= 9.0 g/L

② 式量で割ってモル濃度に換算する．

9 ÷ 58.5 = 0.154 mol

= 154 mmol

③ 解離して生じる粒子数 2 をかけて浸透圧濃度を求める．

154 mmol/L × 2 = 308

∴ 308 mOsm

0.900 g/100 mL 塩化ナトリウム水溶液の浸透圧濃度は 286 mOsm であり，これと計算値との差は，塩化ナトリウムの解離度との関係で生じる．このように，実際には解離度（または活量）に基づく補正が必要である．

第8章　無菌製剤の等張化

◆　練習問題　◆

8.1 次の記述の正誤を答えなさい．
1. 1.0 w/v% 塩化ナトリウム水溶液の氷点降下度は 0.52 である．
2. 5% ブドウ糖溶液は 1% 塩化ナトリウム溶液より高張である．
3. 凝固点降下度は溶液の束一的性質には含まれない．
4. 1 モルの塩化カルシウムが完全に解離すると総粒子濃度は 3 モルとなる．

8.2 0.4% の食塩水 200 mL を等張化するのに必要なホウ酸（食塩価 0.5）の量を求めなさい．

8.3 ある溶液の氷点を測定したところ −0.29℃ であった．この溶液を等張化するのに必要な塩化ナトリウムの添加量を求めなさい．ただし，塩化ナトリウムの凝固点降下度は 0.576 とする．

8.4 涙液と等張な 2 w/v% ピロカルピン塩酸塩点眼剤 150 mL を調製するのに必要なホウ酸量 (g) を求めなさい．それぞれの氷点降下度は，0.13 および 0.28 とする．

8.5 硫酸亜鉛の容積価は 16.7 mL である．硫酸亜鉛の食塩価として最も近い値はどれか．
1. 0.10　　2. 0.12　　3. 0.15　　4. 0.17　　5. 0.20

（第 92 回国試）

8.6 次の処方のエフェドリン塩酸塩液を等張化するのに必要なブドウ糖の量 x (g) を求めなさい．

[処方]		
エフェドリン塩酸塩	（食塩価 0.30）	1.1 g
クロロブタノール	（食塩価 0.24）	0.5 g
ブドウ糖	（食塩価 0.18）	x g
精製水		適量
全量		100 mL

（第 96 回国試）

8.7 涙液と等張な 1.5 w/v% 硝酸銀溶液を 200 mL 調製するのに必要な硝酸カリウムの量 (g) に最も近い値はどれか．ただし，硝酸銀の等張容積価 (mL) は 36.7，硝酸カリウムの食塩当量 (g) は 0.56 である．
1. 0.6　　2. 0.8　　3. 1.0　　4. 1.2　　5. 1.4

（第 95 回国試）

8.8 患者（体重 65 kg）の血漿ナトリウム濃度を測定すると 135 mEq/L であった．この患者に 10 w/v% 塩化ナトリウム溶液 29.3 mL を迅速静脈内投与するとき，次の問いに答えな

さい．
1. 投与直後の血漿中ナトリウム濃度を見積もりなさい．
2. 血漿浸透圧濃度の変化を見積もりなさい．

ただし，原子量 Na = 23.0，Cl = 35.5 であり，塩化ナトリウムは血漿中で完全に解離するものとする．また，循環血流量（L）は体重（kg）の13分の1とする．

9 製剤試験法

9.1 製剤均一性試験法

◆ **重要ポイント** ◆

* 個々の製剤の間での有効成分含量の均一性の程度を試験するための方法である．
* 具体的な方法として，**含量均一性試験**と**質量偏差試験**がある．
* 有効成分の含量が 25 mg 以上で，かつ製剤中の割合が質量比で 25% 以上の硬カプセル，素錠，フィルムコーティング錠に対して，質量偏差試験が適用できる．

◆ **確 認 問 題** ◆

製剤均一性試験法に関する以下の記述の正誤を答えよ．

1. 個々の製剤の間での有効成分含量の均一性の程度を示すための試験法である．
2. 含量均一性試験または質量偏差試験のいずれかの方法で試験を行う．
3. 最初 6 個の試料を用いて試験を行う．
4. 有効成分の含量が 25 mg 以上で，かつ製剤中の割合が質量比で 25% 以上の素錠に対しては，含量均一性試験に代えて質量偏差試験を適用できる．
5. カプセル剤の質量偏差試験では，カプセルを含む質量で適否を判定する．

正解：1（正），2（正），3（誤），4（正），5（誤）

◆ **基 礎 知 識** ◆

第 16 改正日本薬局方の**製剤均一性試験法**の最初に次の記述がある．

「製剤均一性試験法とは，個々の製剤の間での有効成分含量の均一性の程度を示すための試験法である．したがって，本試験は，別に規定する場合を除き，単剤または配合剤に含まれる個々の有効成分に対して適用される．」

　試験法の名称の通り，表示量通りの医薬品が1個1個の製剤に含まれているかどうかを確認することが目的である．近年，2種類以上の有効成分を含む合剤が利用されるようになったが，製剤均一性試験法はそれぞれの有効成分に対して適用される．つまり，2種類の医薬品を含む合剤の場合，医薬品ごとに製剤均一性試験法を2回行う必要がある．

　製剤均一性試験法を実施するための具体的な方法として，2種類がある．**含量均一性試験**と**質量偏差試験**である．含量均一性試験では，1個1個の製剤の医薬品含有量を何らかの方法で実際に測定する．医薬品を測定することは大変であるが，基本となる方法であり，すべての製剤に対して適用可能である．一方，質量偏差試験はある条件を満たす製剤に対してのみ適用可能であり，製剤の質量を測定する．質量偏差試験が適用可能な条件はいくつかあるが，重要な条件は以下のとおりである．

　　① 硬カプセル，素錠，フィルムコーティング錠である．
　　② 有効成分の含量が製剤1個当たり25 mg以上である．
　　③ 有効成分の含有率が質量比で25%以上である．

①〜③がすべて満たされる場合，質量偏差試験により製剤均一性試験法を行うことができる．条件②と条件③をあわせて考えると，1個の質量が100 mg未満の硬カプセル，素錠，フィルムコーティング錠に質量偏差試験を適用することはできない．質量偏差試験では質量を測定するが，1個1個の製剤の質量から，含まれる医薬品の含量を計算で求める．製剤の質量，含有率に条件が設けられている理由は，計算の精度にとって質量と含有率が一定値以上であることが必要であるためと考えられる．含量，含有率ともに「25」であり，記憶しやすい数字であるから，是非，記憶したい．

　カプセル剤の質量偏差試験では内容物の質量を測定する必要がある．カプセルから取り出した粉末の質量を測るのではなく，まず，内容物の粉末が入ったままのカプセルの質量を測定する．その後，粉末をカプセルから取り除き，空のカプセルの質量を測定する．「カプセル＋内容物」の質量から，「カプセル」の質量を引き算することで，内容物の質量を求めなければならない．なお，成分が完全に溶解した状態の軟カプセルはすべて，質量偏差試験の適用が可能である．

　含量均一性試験では，まず10個の製剤を用いる．製剤10個の含有量の平均値とそのバラツキ（**標準偏差**）の程度から，**判定値**を計算する．平均値が規定の含量からずれるほど，また標準偏差が大きいほど，値が大きくなるように判定値は定義されている．

$$\text{判定値} = \underbrace{|M - \overline{X}|}_{\text{平均値のズレ}} + \underbrace{ks}_{\text{含量のバラツキ}}$$

判定値が基準値15.0を超えると含量均一性試験に不適合となる．最初の10個の製剤で不適合となった場合は20個の製剤を追加し，同じように医薬品の含量あるいは質量を測定する．もう一度，同様の計算を行い，試料30個の場合の判定値を計算する．この場合も，判定値の適否の基準は15.0で，さらに30個の製剤の含有率が一定の範囲（Mの±25%）に収まる必要がある．

第9章 製剤試験法

◆ **例　題** ◆

1 医薬品 α を 50 mg 含む錠剤 A の製剤均一性試験法を行うために，錠剤 10 個の含有薬物量の測定を行い，表に示すデータを得た．

1. No.1 〜 No.10 の錠剤の規格値（50 mg）に対する医薬品 α の含有率（％）を計算せよ．
2. 含有率の平均値を計算せよ．
3. 含有率の標準偏差を計算せよ．
4. 製剤均一性試験法における判定値を計算せよ．
5. 本錠剤の製剤均一性試験法に対する適否を判定せよ．

錠剤 No.	含有量（mg）
1	46.0
2	49.0
3	47.5
4	48.5
5	50.0
6	51.0
7	47.0
8	48.0
9	48.5
10	46.5

（正解）　1. No.1：92.0％，No.2：98.0％，No.3：93.0％，No.4：97.0％，No.5：100.0％
　　　　　　No.6：102.0％，No.7：94.0％，No.8：96.0％，No.9：97.0％，No.10：93.0％

2. 96.2％

3. 3.26％

4. 10.1

5. 適合する．

（解説）設問 1 〜 5 の手順に従って計算すると，判定値の算出が可能である．

1. それぞれの含有量（mg）を 50 mg で割り算する．さらに，百分率にするため 100 をかける．計算結果を右の表に示す．
2. 1.の結果をもとに，平均値 $\overline{X}$（含有率をすべて足し算し，10 で割る）を計算する．計算結果を右の表に示す．
3. 第 16 改正日本薬局方の表 6.02-2 に標準偏差 s の定義が記載されている．

錠剤 No.	含有量（mg）	含有率（％）
1	46.0	92.0
2	49.0	98.0
3	47.5	93.0
4	48.5	97.0
5	50.0	100.0
6	51.0	102.0
7	47.0	94.0
8	48.0	96.0
9	48.5	97.0
10	46.5	93.0
		96.2（$\overline{X}$）

$$s = \sqrt{\frac{\sum_{i=1}^{n}(x_i - \overline{X})^2}{n-1}}$$

ただし，この問題では $n = 10$ である（再試験では $n = 30$ である）．

まず，含有率の平均値（2.の答え）とそれぞれの錠剤の含有率との差を計算し，これを2乗する．2乗した値10個をすべて足し算し，9で割り算する．この値を 1/2 乗することで，標準偏差 s を求めることができる．

錠剤 No.	含有率（%）	含有率－平均値	（含有率－平均値）^{2}
1	92.0	−4.2	17.64
2	98.0	1.8	3.24
3	93.0	−3.2	10.24
4	97.0	0.8	0.64
5	100.0	3.8	14.44
6	102.0	5.8	33.64
7	94.0	−2.2	4.84
8	96.0	−0.2	0.04
9	97.0	0.8	0.64
10	93.0	−3.2	10.24
	96.2（平均値）		95.6（総和）

含有率の標準偏差 $s = \sqrt{\dfrac{95.6}{10-1}} = 3.26$

4. 判定値は次の式で計算する．

$|M - \overline{X}| + ks$

ただし，$n = 10$ の場合，$k = 2.4$ である．一方，M は平均値 $\overline{X}$ の値によって異なる．

① $98.5 \leq \overline{X} \leq 101.5$ の場合 → $M = \overline{X}$
② $\overline{X} < 98.5$ の場合 → $M = 98.5$
③ $\overline{X} > 101.5$ の場合 → $M = 101.5$

つまり，含量の平均値が 100 ± 1.5（%）の範囲に収まる場合は，測定に伴うバラツキも考慮して，平均値として問題はなく，判定値は標準偏差 s（バラツキ）のみで計算される．98.5〜101.5% は平均値の許容範囲と考えればよい．それ以外の場合は許容範囲の上限（101.5%）あるいは下限（98.5%）との差が判定値に加算される．

2. の計算の結果，$\overline{X}$ は 96.2（%）であるから，許容範囲外であり，M は 98.5% である．さらに，$k = 2.4$，$s = 3.26$ として，判定値を計算すると

$|M - \overline{X}| + ks = |96.2 - 98.5| + 2.4 \times 3.26 = 10.1$

5. 判定値が基準値 15.0 よりも小さいため，錠剤 A は製剤均一性試験法に適合する．

例　題

2 医薬品 β を 50 mg 含むカプセル剤 B（硬カプセル）の製剤均一性試験法を行うために，カプセル剤 10 個の質量の測定を行い，以下のデータを得た．ただし，同一ロットのカプセルで実際に測定した 1 個当たりの医薬品 β の含量は 49.8 mg であった．

カプセル No.	カプセルの全質量(mg)	空カプセルの質量(mg)
1	198.5	48.3
2	222.6	48.7
3	214.5	47.7
4	215.9	47.8
5	227.9	47.9
6	230.1	48.8
7	202.1	48.3
8	214.5	49.8
9	215.5	48.7
10	201.8	47.6

1. このカプセル剤の製剤均一性試験法を質量偏差試験で実施することは可能か．
2. このカプセル剤の製剤均一性試験法に対する適否を判定せよ．ただし，質量偏差試験が適用可能な場合は質量偏差試験で判定せよ．

(正解) 1. 可能　　2. 不適合

(解説) 1. 質量偏差試験の適用が可能な条件は「硬カプセル，素錠，フィルムコーティング錠で，有効成分含量が 25 mg 以上，有効成分含有率が質量比 25％ 以上」である．例題中の製剤は硬カプセルで，医薬品 β の含量が 50 mg である．つまり，3 つの条件のうち，2 つは満たしているので，残り 1 つの条件「有効成分含有率が質量比 25％ 以上」を満たすかどうかが問題である．次の表にカプセル内容物の質量を示すが，150 〜 180 mg であり，医薬品 β の含有率は 27 〜 33％ で，すべて 25％ 以上である．例題のカプセル剤に質量偏差試験の適用は可能である．

2. カプセル剤の質量偏差試験では，まず，内容物の質量を引き算で求める．さらに，内容物の質量，別に測定した製剤 1 個当たりの含有量，個々の製剤の質量から，含まれる医薬品含有率を推定する．推定含量 x_i の計算式は以下の通りである．

$$x_i = M_i \times \frac{A}{\overline{M}}$$

$\overline{M}$ は個々の質量の平均値，A は適当な方法で求めた有効成分の含有率である．この例題では別に測定した製剤 1 個当たりの含有量が 49.8 mg であるから，$A = 99.6\%$ である．例えば，カプセル No.1 の推定含有率は

$$x_i = 150.2 \times \frac{99.6}{166.0} = 90.1\%$$

と計算される．1個1個の含有率が計算できれば，その後の計算は例題1と全く同じである．計算は下表に示す通りである．

No.	カプセルの全質量(mg)	空カプセルの質量(mg)	内容物の質量(mg)	推定含有率（%）	含有率−平均値	(含有率−平均値)^2
1	198.5	48.3	150.2	90.1	9.48	89.87
2	222.6	48.7	173.9	104.3	−4.74	22.47
3	214.5	47.7	166.8	100.1	−0.48	0.23
4	215.9	47.8	168.1	100.9	−1.26	1.59
5	227.9	47.9	180.0	108.0	−8.40	70.56
6	230.1	48.8	181.3	108.8	−9.18	84.27
7	202.1	48.3	153.8	92.3	7.32	53.58
8	214.5	49.8	164.7	98.8	0.78	0.61
9	215.5	48.7	166.8	100.1	−0.48	0.23
10	201.8	47.6	154.2	92.5	7.08	50.13
			166.0 (平均値)	99.6 (平均値)		373.5 (総和)

$$\text{含有率の標準偏差 } s = \sqrt{\frac{373.5}{10-1}} = 6.44$$

$M = 99.6$, $\overline{X} = 99.6$, $s = 6.44$, $k = 2.4$ として判定値を計算すると

$$|M - \overline{X}| + ks = |99.6 - 99.6| + 2.4 \times 6.44 = 15.5$$

判定値が基準値15.0を超えるため，製剤均一性試験法に適合しない．製剤20個を追加して，再試験を行う必要がある．

◆ 練習問題 ◆

9.1 製剤均一性試験法に関する記述として正しいものはどれか．
1. 質量偏差試験はすべての製剤に適用可能である．
2. 最初10個の製剤で含量均一性試験に不適となった場合，製剤をさらに20個追加して，再試験を行う．
3. 再試験では，判定値が15.0以下の場合，含量均一性試験に適合すると判断する．
4. 配合剤の場合は含量均一性試験で試験する必要がある．
5. 軟カプセルの質量偏差試験では，中身が液体であるため，カプセル全体の質量で判定値を計算する．

9.2 例題 2 で示したカプセル剤Bの製剤均一性試験法の再試験を行った．追加で20個のカプセルについて質量を測定し，表の結果を得た．例題 2 のデータと合わせて，質量偏差

試験によりカプセル剤 B の製剤均一性試験法の適否を判定せよ．

カプセル No.	カプセルの全質量(mg)	空カプセルの質量(mg)
11	195.3	48.9
12	213.9	50.0
13	223.5	49.7
14	205.8	48.6
15	211.0	47.2
16	210.3	48.8
17	227.5	48.3
18	212.6	49.8
19	197.4	48.7
20	213.0	47.6
21	215.2	48.3
22	220.3	48.7
23	206.1	47.7
24	222.7	47.8
25	216.2	47.9
26	207.5	48.8
27	219.4	48.3
28	212.6	49.8
29	214.8	48.7
30	213.9	47.6

練習問題の解答・解説

第1章

1.1 正答：1. $a+b$　2. $b-a$　3. $b+1-a$　4. $2a$　5. $2a+b$　6. $1+b/2a$

1. $\log 6 = \log(2 \times 3) = \log 2 + \log 3 = a + b$
2. $\log 1.5 = \log(3 \div 2) = \log 3 - \log 2 = b - a$
3. $\log 15 = \log(3 \times 10 \div 2) = \log 3 + \log 10 - \log 2 = b + 1 - a$
4. $\log 4 = \log 2^2 = 2 \log 2 = 2a$
5. $\log 12 = \log(4 \times 3) = \log 4 + \log 3 = 2a + b$
6. $\log_4 12 = \log 12 / \log 4 = (2a + b)/2a$ または $1 + b/2a$

1.2 正答：1. $f'(x) = 12x^2 - 6$　2. $\int f(x)\,dx = x^4 - 3x^2 - 6x + C$　（C は積分定数）

1.3 正答：1. 0.58 w/v%　2. 0.1 mol/L　3. 200 mOsm

1. w/v% = g/100 mL より，116 mg/20 mL = 580 mg/100 mL = 580×10^{-3} g/100 mL
2. 0.58 g/100 mL = 5.8 g/L．mol/L = g/L ÷ (式量) より $5.8 \div 58$ mol/L = 0.1 mol/L
3. NaCl ⟶ Na + Cl で完全解離するとみなすと，総粒子濃度は 0.1 mol/L × 2 = 0.2 mol/L

1.4 正答：1. 0.003 mol/L　2. 2.52

1. HCl ⟶ H$^+$ + Cl$^-$ で完全解離するとみなせる．∴ [H$^+$] = [HCl]
2. pH = $-\log[\mathrm{H}^+] = -\log 0.003 = -\log 3 \times 10^{-3} = 3 - \log 3$

1.5 正答：8.0 mmol/L

(Eq/L) = (mol/L) × (価数) より，(mol/L) = (Eq/L) ÷ (価数)．
カルシウムイオンは2価であるので，
4.0 mEq/250 mL = 16.0 mEq/1000 mL = 16.0 mEq/L = 16.0 ÷ 2 mmol/L

1.6 正答：11.8 mol/L

36.5% 塩酸1Lで考える．密度が 1.18 g/cm^3 であるから，1 L (= 1000 cm^3) の質量は
1000 cm^3 × 1.18 g/cm^3 = 1180 g

質量パーセント濃度が 36.5% であるから，1 L に含まれる塩化水素は 1180×0.365 g である．
塩化水素の分子量が 36.5 であるから
モル濃度(mol/L) = (1180 × 0.365 g/36.5)/1 L = 11.8 mol/L

第2章

2.1 正答：1. $pK_a = 5.0$　2. 100倍

1. 弱酸性薬物の溶解度 C_s は，$C_s = [\mathrm{HA}](1 + 10^{\mathrm{pH}-pK_a})$ であり，pH = pK_a の時，分子

形とイオン形の濃度が等しくなるため，溶解度は分子形飽和溶解度の2倍になる（ここで，[HA]は分子形飽和溶解度である）．pH = 5.0における溶解度が0.020 mol/Lであり，pH = 3.0以下での溶解度0.010 mol/Lの2倍であったことから，pK_a = 5.0である．

2. C_s = [HA](1 + 10^{pH-pK_a}) より，C_s = [HA](1 + 10^{7-5}) = [HA](1 + 100) となり，100倍である．

2.2 正答：K = 20 L/mol

AとBの水相中の濃度はA = 1 mol/L, B = 0.9 mol/Lとなる．AおよびBは油に溶けないこと，さらに混合後のAおよびBの油相中の濃度がそれぞれ0.4 mol/Lであったことから，AおよびBは油相中に0.4 mol/Lの複合体として存在している．また，分配係数が1であることは，水相中にも0.4 mol/LのAB複合体が存在する．したがって，水相中にフリーで存在しているA = 0.2 mol/L, B = 0.1 mol/Lである．

$$K = \frac{0.4}{0.2 \times 0.1} = 20 \text{ L/mol}$$

2.3 正答：k = 0.0025 $\text{min}^{-1} \cdot \text{cm}^{-2}$

問題文より，シンク条件が成立していることから，$C_s \gg C$ である．したがって，$(C_s - C) ≒ C_s$ と近似できることから，ノイエス・ホイットニーの式は，$dC/dt = kSC_s$ あるいは $C = kSC_st$（ただし，t = 0のときC = 0）と変形できる．したがって，$C = kSC_st$ より，

0.1 mg/mL = $k \cdot$ 1 $\text{cm}^2 \cdot$ 4 mg/mL $\cdot$ 10 min

k = 0.1/40 = 0.0025 $\text{min}^{-1} \cdot \text{cm}^{-2}$

2.4 正答：6

表面積を一定として，ノイエス・ホイットニーの式を時間（t）で積分すると，$\ln(C_s - C) = \ln(C_s - C_0) - kSt$（$C_0$は初濃度）となる．問題文から$t$ = 0の時，C = 0であるからC_0 = 0を代入すると，$\ln(C_s - C) = \ln C_s - kSt$ が得られる．時間tに対して$\ln(C_s - C)$をプロットすると，右肩下がりの直線（傾き = $-kS$）が得られる．ネルンスト・ノイエス・ホイットニーの式から，見かけの溶解速度定数kは，$k = D/(V \cdot h)$ となる．また，拡散係数Dは，$D = RT/(6\pi\gamma\eta N)$ で与えられることから温度Tが増加するとDが増加し，kが増大することになる．したがって，グラフの傾きは$T_1 > T_2$となる．さらに，溶解過程が吸熱であることから，温度Tが増大すると薬物の溶解度であるC_sが増大する．したがって，温度の高いT_1においてY軸切片は大きな値を取り，直線の傾きが大きい6が正解となる．

2.5 正答：78.4%

同一粒子径の球状粒子からなる紛体の溶解過程では，粒子が球状を保ちながら溶解し，シンク条件が成立しているものと仮定すると，ヒクソン・クロウェルの式

$$W_0^{1/3} - W^{1/3} = kt$$

が成立する．ここで，k：溶解速度定数（時間$^{-1}$・質量$^{1/3}$），W_0：時間 $t = 0$ の粒子の質量，W：t 時間経過後の粒子の質量である．

ヒクソン・クロウェルの式に代入すると

$1^{1/3} - W^{1/3} = 0.05 \times 8$ より，$W^{1/3} = 0.6$，したがって $W = 0.216$

8分後に残存する医薬品が 0.216 g であるから，溶解した医薬品は 0.784 g であり，78.4% の医薬品が溶解する．

2.6 正答：$k = 0.5 \, \text{g}^{1/3} \cdot \text{min}^{-1}$

ヒクソン・クロウェルの式 $W_0^{1/3} - W^{1/3} = kt$ に代入すると，

$8^{1/3} - 1^{1/3} = k \times 2$ より，$k = 0.5$

2.7 正答：$[2A \cdot D \cdot C_s]^{1/2}$

$A \gg C_s$ の場合，$(2A - C_s) \fallingdotseq 2A$ と近似でき，ヒグチの式は $Q = [2A \cdot D \cdot C_s \cdot t]^{1/2}$ となる．したがって，時間の平方根に対して Q をプロットした時の直線の傾きは図の通り，$[2A \cdot D \cdot C_s]^{1/2}$ となる．

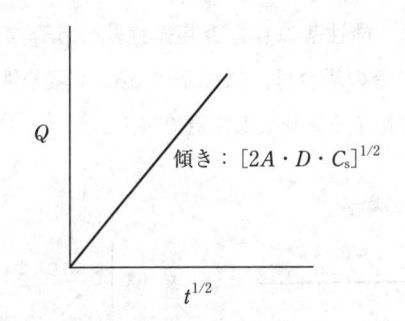

傾き：$[2A \cdot D \cdot C_s]^{1/2}$

2.8 正答：$3.18 \, \text{g}/10^3 \, \text{cm}^3$

ヒグチの式，$Q = [D(2A - C_s) \cdot C_s \cdot t]^{1/2}$ より，与えられた値を代入することで

$Q = [3.4 \times 10^{-2}(2 \times 100 - 1.5) \times 1.5]^{1/2} = 3.18 \, \text{g}/10^3 \, \text{cm}^3$ となる．

第 3 章

3.1 正答：(1) 50 　　(2) 0.99 　　(3) 1.1 g/dL

溶液の pH = pK_a の場合，酸性化合物および塩基性化合物とも分子形：イオン形の濃度比は，1：1 である（3.15 式，3.27 式参照）．すなわち，分子形（あるいはイオン形）の割合は 50% である．弱酸性薬物の場合，分子形分率の割合は 3.18 式より 1/101，% 表示にすると 0.99% になる（図 3.1 参照）．pH = 6 における，この薬物のイオン形モル濃度は，3.18 式より分子形モル濃度の 10 倍であり，溶解度は，分子形飽和濃度の 11 倍（1.1g/dL）になる．

3.2 正答：1 c 　　2 a 　　3 b 　　4 c 　　5 b

サルファ剤の塩基性基はpK_a = 1.5であることから，pH 1.5のとき，50%が陽イオン形，50%は分子形になる．pH 2.5のときは，約91%は分子形，9%が陽イオン形であり，pH 0.5のときは，約9%が分子形，残りは陽イオン形になる．酸性基のpK_a = 6.5であることから，pH 6.5のとき，50%が分子形，50%が陰イオン形になり，pH 5.5のときは 約91%は分子形，9%が陰イオン形となる．pH 7.5のときは，約9%が分子形，残りは陰イオン形である．サルファ剤はpH 2.5〜5.5にかけては90%以上が分子形となり，等電点で，分子形分率は最大値となる．なお，等電点において分子形の残りは，塩基性基と酸性基の両方が解離したいわゆる両性イオン形である．

アミノ酸のカルボキシル基のpK_aは2.5であり，pH 2.5で50%が分子形，50%が陰イオン形である．pH 3.5では約9%が分子形で，91%が陰イオン形である．pHの上昇とともに陰イオン形の濃度（割合）は上昇する．塩基性であるアミノ基のpK_aは7.4であり，pH 7.4で50%が分子形，50%が陽イオン形，pH 6.5では，約9%が分子形，残りは陽イオン形である．すなわち，アミノ酸の場合，pH 2.5以下では，主に，アミノ基が解離した陽イオン形，pH 2.5〜7.4ではカルボキシル基とアミノ基の両方の解離形，pH 7.4以上では主にカルボキシル基が解離した陰イオン形となっており，いずれのpH領域においても，分子形としてはほとんど存在しない．

サルファ剤の場合は 酸性基のpK_a＞塩基性基のpK_aであり，等電点付近は主に分子形になる．一方，アミノ酸の場合は，酸性基のpK_a＜塩基性基のpK_aであり，いずれのpHにおいても，ほとんどがイオン形として存在する．

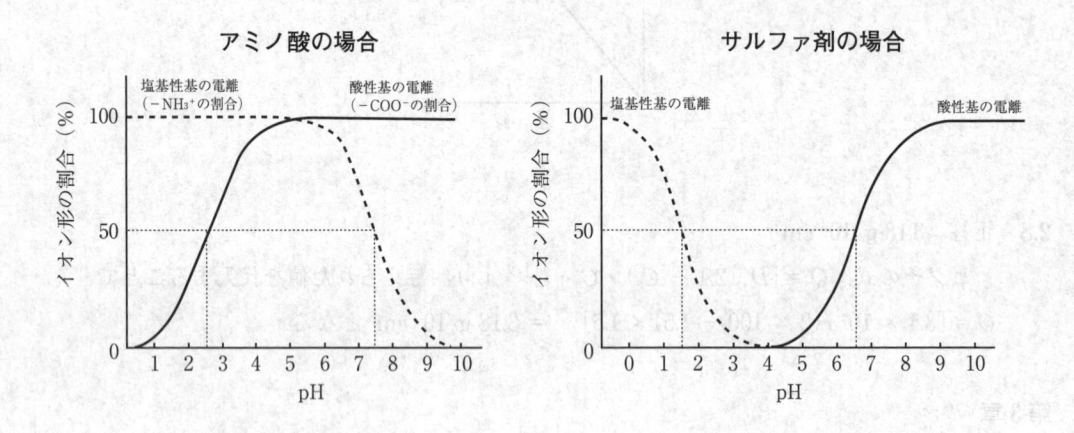

第4章

4.1　正答：3，5

1. 水相にあるものを有機相に抽出するためには，水相と有機相は分離しなければならない．メタノールやアセトニトリルなどは水と混和するため，抽出には用いない．
2. 酸性物質の場合，水の液性が酸性のときに分子形となり，脂溶性が増し，有機相へ移行しやすくなる．
3. 無機塩を加えることにより，水溶液中で水和した状態の物質から水分子が奪われ，溶解度が減少し，有機相への移行が容易になる．

4. 物質の油/水分配係数を K とすると，抽出後，水相に残る物質量と有機相に移行した物質量の比は水の容量：K×有機溶媒の容量である．すなわち，有機相の容量が多いほど，抽出量は多くなる．
5. 抽出回数を多くするほど，抽出率が高くなる．

4.2 正答：1. 2.4　　2. 0.218　　3. 2.38

1. pK_a = pH のとき，分子形：イオン形＝1：1（50%）である．分配係数は，分子形分率に比例する．すなわち，100% 分子形のときの分配係数（真の分配係数）は，50% のときの値の2倍になる．
2. 酸性薬物の分子形分率＝$1/(1 + 10^{pH-pK_a})$，見かけの分配係数＝真の分配係数×分子形分率．pH 6.0 のときの分子形分率＝1/11，見かけの分配係数＝2.4/11
3. pH 3.0 のときの分子形分率＝100/101，見かけの分配係数＝2.4 × 100/101

4.3 正答：2

1. 化合物の分配係数3，水の量5 mL，有機溶媒（油）の量15 mL のときは，

$$\frac{\text{油相中の濃度×油の容積}}{\text{水相中の濃度×水の容積}} = \frac{(\text{分配係数 3×水相中の濃度})×15}{\text{水相中の濃度×5}} = 9$$

すなわち油相中の化合物量は，水相中の化合物量の9倍である．言い換えれば，全体の10%（＝水相中薬物量×100/(水相中薬物量＋油相中薬物量)）の化合物が水相に残っている．

2. 3度に分けて抽出する場合，1回目の抽出のときは，

$$\frac{\text{油相中の濃度×油の容積}}{\text{水相中の濃度×水の容積}} = \frac{(\text{分配係数 3×水相中の濃度})×5}{\text{水相中の濃度×5}} = 3$$

すなわち，油相には水相の3倍あることから，水相中には，全体の4分の1が残存する．2回目の抽出の際も水に1/4残ることから，2回目の抽出の際，水相に残る化合物量は初めの1/4 × 1/4で1/16となる．さらに3回目の抽出をした場合は，$(1/4)^3$ = 0.0156 となり，初めの1.56% が残ることになる．

4.4 正答

1. 誤：透過速度は濃度勾配に比例し，膜の厚さに反比例する．
2. 誤：pK_a が大きい薬物ほど小腸から吸収されやすい．
3. 正
4. 誤：広い投与量範囲において吸収率は一定であり，吸収に飽和は認められない．
5. 誤：構造の類似した化合物が共存しても吸収率は，単独の場合同様，一定である．

4.5 正答：① 競合　　② 非競合　　③ a　　④ a　　⑤ c
　　　⑥ a　　　⑦ c　　　⑧ a

図 4.6 A，B を理解し，覚えること．競合的置換（阻害）の場合，結合部位数 n は変わらず，

結合定数 K が低下する．非競合的置換（阻害）の場合は，結合定数 K は変わらず，結合部位数 n が減少する．

第5章

5.1 正答：$\gamma = \dfrac{rh\rho g}{2\cos\theta}$

毛細管の管壁に働く表面張力の上向き成分は $\gamma\cos\theta$，円周の長さは $2\pi r$ であるため，上向きに働く力の総和は $\gamma\cos\theta \cdot 2\pi r$ である．一方，上昇した溶液の質量は $\pi r^2 h\rho$ であるので，下向きに働く力は $\pi r^2 h\rho g$ となる．上向きの力と下向きの力が釣り合うため，$\gamma\cos\theta \cdot 2\pi r = \pi r^2 h\rho g$ が成り立つ．

5.2 正答：5：3：4，12.9 μm および 22.3 μm

測定時間を横軸に，沈降粒子の総重量を縦軸にとり，グラフを描くと，0～2分には，小粒子，中粒子，大粒子が，2～6分には，小粒子と中粒子が，6～10分には，小粒子のみが沈降していることがわかる．沈降したそれぞれの粒子質量は，それぞれ，小粒子：0.5 g，中粒子：0.3 g，大粒子：0.4 g である．それぞれの粒子は，2分後，6分後，10分後に沈降が終了するので，沈降速度の比率は，3：5：15であり，ストークスの式から，粒子径の比率は，$\sqrt{3} : \sqrt{5} : \sqrt{15}$ となる．

5.3 正答：2，4
1. 誤：質量基準の粒度分布に関する情報が得られる．
2. 正
3. 誤：粒子表面の面積に関する情報は得られるが，粒度分布に関する情報は得られない．
4. 正
5. 誤：個数基準の粒度分布に関する情報が得られる．

5.4 正答：(1) 4.10×10^{-11} (cm^3)，(2) 1.81×10^{10} （個）

(1) 例題で求めた種々の平均粒子径のうち，粒子体積に基づいて得られる体積平均径 D_6 を用いて，粒子1個の体積 v を求める．

$$v = \frac{4}{3}\pi\left(\frac{D_6}{2}\right)^3 = \frac{\pi}{6}D_6^3 = \frac{3.14}{6} \times (4.28 \times 10^{-6})^3 \text{ m}^3 = 4.10 \times 10^{-17} \text{ m}^3$$

$$= 4.10 \times 10^{-11} \text{ cm}^3$$

(2) 粒子1個の質量は，粒子密度 $\times v$ である．したがって，粉体1 g 当たりの粒子個数 n は，

$$n = \frac{1 \text{ g}}{1.35 \text{ g/cm}^3 \times 4.10 \times 10^{-11} \text{ cm}^3} = 1.81 \times 10^{10} \text{ 個}$$

5.5 正答：165（m^2/g）

測定値より，$\dfrac{P}{P_0}$ と $\dfrac{P}{V(P_0-P)}$ を求め，それぞれ横軸，縦軸にとりプロットする．

$\dfrac{P}{P_0}$	0.05941	0.1188	0.1782	0.2376
$\dfrac{P}{V(P_0-P)}$	0.001788	0.003337	0.004887	0.006436

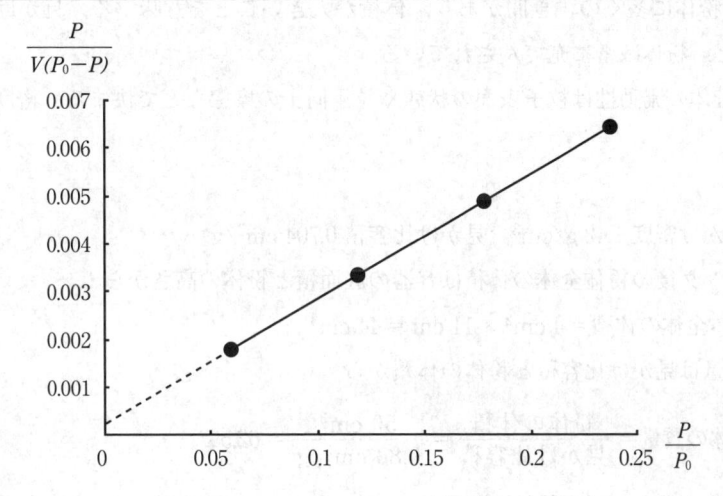

得られた回帰曲線は直線となり，その傾きおよび切片の値から，それぞれ，$\dfrac{C-1}{V_m C} = 0.02608$ と $\dfrac{1}{V_m C} = 0.0002392$ が得られる．

$$\dfrac{1}{V_m} = \dfrac{C-1}{V_m C} + \dfrac{1}{V_m C} = 0.0263 \text{ より，} V_m = 38.0 \text{ mL/g}$$

したがって，

$$S_w = \dfrac{V_m \cdot N \cdot \sigma}{M} = \dfrac{38 \text{ mL/g} \times 6.02 \times 10^{23}/\text{mol} \times 1.62 \times 10^{-19} \text{ m}^2}{22{,}400 \text{ mL/mol}} = 165 \text{ m}^2/\text{g}$$

5.6 正答：168 m²/g

BET 式において，C 値が十分大きい場合は，多点法によらずに，一点法で比較的正確な粒子比表面積を求めることができる．式 (5.7) から，

$$V_m = V\left(1 - \dfrac{P}{P_0}\right) = 48 \text{ mL/g} \times \left(1 - \dfrac{20 \text{ kPa}}{101 \text{ kPa}}\right) = 38.5 \text{ mL/g}$$

式 (5.4) から，

$$S_w = \dfrac{V_m \cdot N \cdot \sigma}{M} = \dfrac{38.5 \text{ mL/g} \times 6.02 \times 10^{23}/\text{mol} \times 1.62 \times 10^{-19} \text{ m}^2}{22{,}400 \text{ mL/mol}} = 168 \text{ m}^2/\text{g}$$

第 6 章

6.1 正答：1

1. 正
2. 誤：混合する粉体中の粒子サイズによって，混合粉体の充てん性は様々である．混合前の粉体密度の平均値とはならない．
3. 誤：一般に粉体をタッピングすると粒子と粒子のすき間が狭まるため，充てん性が高まる．その結果，かさ密度は大きくなるが，真密度は変わらない．
4. 誤：同じ物質の粉体の場合，真密度は同じである．見かけ比容積が大きいということは1gの粉体に多くのすき間があり，体積が大きいことを意味する．見かけ比容積が小さいほど，粉体は密に充てんされている．
5. 誤：粉体の流動性は粒子表面の状態や粒子同士の摩擦などで決まる．密度とは無関係である．

6.2 正答：見かけ密度 1.42 g/cm^3，見かけ比容積 $0.704 \text{ cm}^3/\text{g}$

タッピング後の粉体全体の体積は容器の底面積と粉体の高さから

$$\text{粉体全体の体積} = 4 \text{ cm}^2 \times 11 \text{ cm} = 44 \text{ cm}^3$$

粉体の質量は見かけ比容積と粉体の体積から

$$\text{粉体の質量} = \frac{\text{粉体の体積}}{\text{見かけ比容積}} = \frac{50 \text{ cm}^3}{0.80 \text{ cm}^3/\text{g}} = 62.5 \text{ g}$$

見かけ密度，見かけ比容積はそれぞれ

$$\text{見かけ密度} = \frac{\text{粉体の質量}}{\text{粉体の体積}} = \frac{62.5 \text{ g}}{44 \text{ cm}^3} = 1.42 \text{ g/cm}^3$$

$$\text{見かけ比容積} = \frac{\text{粉体の体積}}{\text{粉体の質量}} = \frac{44 \text{ cm}^3}{62.5 \text{ g}} = 0.704 \text{ cm}^3/\text{g}$$

6.3 正答：見かけ密度 1.54 g/cm^3，見かけ比容積 $0.648 \text{ cm}^3/\text{g}$

混合粉体の体積はわかっている．密度，比容積を求めるためには，混合粉体の質量が必要である．

$$\text{粉体Aの質量} = \text{見かけ密度} \times \text{粉体の体積} = 1.40 \text{ g/cm}^3 \times 100 \text{ cm}^3 = 140 \text{ g}$$

$$\text{粉体Bの質量} = \frac{\text{粉体の体積}}{\text{見かけ比容積}} = \frac{300 \text{ cm}^3}{0.75 \text{ cm}^3/\text{g}} = 400 \text{ g}$$

よって，混合粉体の質量は $140 \text{ g} + 400 \text{ g} = 540 \text{ g}$ である．

$$\text{混合粉体の見かけ密度} = \frac{\text{粉体の質量}}{\text{粉体の体積}} = \frac{540 \text{ g}}{350 \text{ cm}^3} = 1.54 \text{ g/cm}^3$$

$$\text{混合粉体の見かけ比容積} = \frac{\text{粉体の体積}}{\text{粉体の質量}} = \frac{350 \text{ cm}^3}{540 \text{ g}} = 0.648 \text{ cm}^3/\text{g}$$

6.4 正答：3

1. 誤：すき間の増大に伴って，空隙率は増大，充てん率は低下，見かけ比容積は増大する．つまり，比容積と充てん率との関係は逆相関（増加に伴い，低下する）である．

2. 誤：タッピングすると，すき間が詰まる．空隙率は低下し，充てん率は増大する．
3. 正：粉体粒子に働く力としては，重力とファンデルワールス力の2種類が重要である．重力は粒子径の3乗に比例し，鉛直下向きに粉体を詰める（充てん性を高める）力として働く．ファンデルワールス力は粒子と粒子の間の引力で，粒子径に比例する．ファンデルワールス力が強くなると，粉体のすき間を増やす（充てん性を低下させる）という変化が生じる．粒子径が大きくなると，ファンデルワールス力よりも相対的に重力が強く働くようになる．その結果，粉体は密に詰まる．逆に，粉体の粒子径が小さくなると，重力よりも相対的にファンデルワールス力が強く働くようになり，粉体の充てん性は低下する．したがって，一般に粉体の空隙率は粒子径の増大に伴って低下する．
4. 誤：粉体の流動性は粒子表面の状態や粒子同士の摩擦などで決まる．充てん率，空隙率とは無関係である．
5. 誤：充てん率が同じ粉体同士を混合しても，混合粉体の充てん率が同じとは限らない．充てん率が同じでも，粉体の粒子径が異なる粉体を混合する場合，大きい粒子の間のすき間に小さな粒子が入り込むことで，充てん率が高くなる場合もある．

6.5 正答：16.1%

質量 W（g）の粉体について考える．見かけ密度と W からすき間を含む粉体全体の体積を，真密度と W から固体部分の体積を表すことができる．

$$\text{粉体の固体部分の体積} = \frac{\text{粉体の質量}}{\text{真密度}} = \frac{W(\text{g})}{1.55 \text{ g/cm}^3}$$

$$\text{すき間を含む粉体全体の体積} = \frac{\text{粉体の質量}}{\text{見かけ密度}} = \frac{W(\text{g})}{1.30 \text{ g/cm}^3}$$

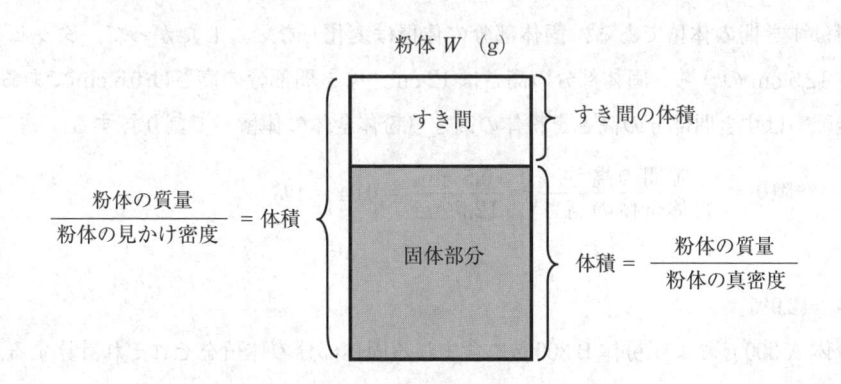

すき間を含む粉体全体の体積と固体部分の体積の差として，すき間の体積が計算可能である．

$$\text{すき間の体積} = \text{すき間を含む粉体全体の体積} - \text{固体部分の体積}$$

$$= \frac{W(\text{g})}{1.30 \text{ g/cm}^3} - \frac{W(\text{g})}{1.55 \text{ g/cm}^3}$$

空隙率はすき間を含む粉体全体の体積に対するすき間体積の割合であるから

$$空隙率 = \frac{すき間の体積}{すき間を含む粉体全体の体積} = \frac{\frac{W(g)}{1.30 \text{ g/cm}^3} - \frac{W(g)}{1.55 \text{ g/cm}^3}}{\frac{W(g)}{1.30 \text{ g/cm}^3}}$$

$$= 1 - \frac{1.30}{1.55} = \frac{0.25}{1.55} = 0.161 = 16.1\%$$

6.6 正答：4%

面積一定の円筒状容器であるから，粉体あるいはすき間の体積比はそれぞれの高さの比に等しい．本来，空隙率は体積の比であるが，この問題では空隙率を高さの比として考えることが可能である．

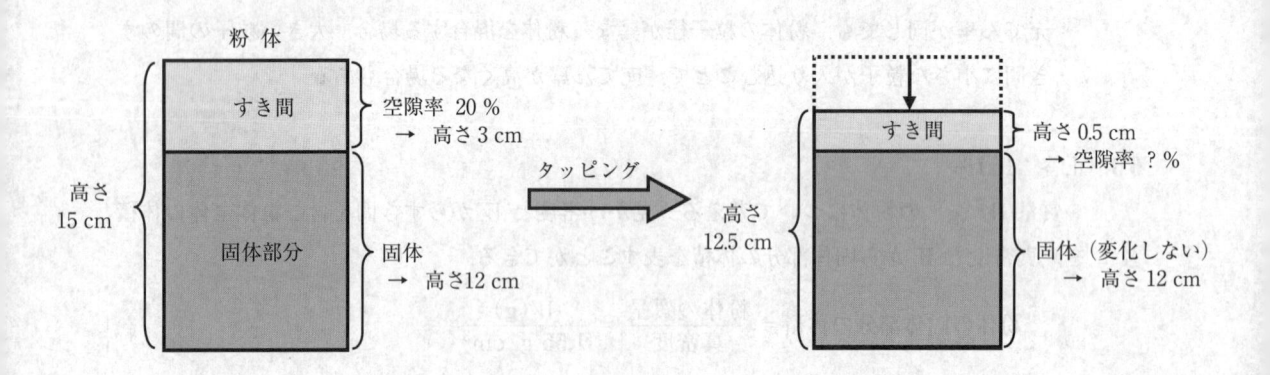

タッピングする前の粉体の高さは 15 cm である．空隙率が 20% であるから，すき間部分の高さは 15 × 0.2 = 3 cm，固体部分の高さは 12 cm である．タッピングすることで減少する体積はすき間の体積である．固体部分の体積は変化しない．したがって，タッピング後の高さ 12.5 cm のうち，固体部分の高さは 12 cm，すき間部分の高さは 0.5 cm である．

空隙率はすき間部分の高さを粉体の高さ（粉体全体の体積）で割り算する．

$$空隙率 = \frac{隙間の高さ}{粉体全体の高さ} = \frac{0.5 \text{ cm}}{12.5 \text{ cm}} = 0.04 = 4\%$$

6.7 正答：12.9%

粉体 A 300 g および粉体 B 300 g に含まれる固体部分の体積をそれぞれ計算する．

<u>粉体 A</u>：300 g の体積をまず計算する．

$$粉体 A\ 300\text{ g の体積} = \frac{粉体Aの質量}{見かけ密度} = \frac{300 \text{ g}}{1.25 \text{ g/cm}^3} = 240 \text{ cm}^3$$

空隙率が 20% であるから，固体部分の体積は

粉体Aの固体部分の体積 = 粉体Aの体積 × (1 − 空隙率) = 240 cm³ × (1 − 0.2) = 192 cm³

<u>粉体 B</u>：真密度がわかっているから，固体部分の体積は粉体質量を真密度で割り算することで求められる．

$$\text{粉体Bの固体部分の体積} = \frac{\text{粉体Bの質量}}{\text{真密度}} = \frac{300 \text{ g}}{1.50 \text{ g/cm}^3} = 200 \text{ cm}^3$$

粉体を混合しても,固体部分の体積は変化しない.つまり,混合粉体の固体部分の体積は粉体Aの固体部分と粉体Bの固体部分の体積を足し合わせた体積となる.

$$\text{混合粉体の固体部分の体積} = \text{粉体Aの固体部分の体積} + \text{粉体Bの固体部分の体積}$$
$$= 192 \text{ cm}^3 + 200 \text{ cm}^3 = 392 \text{ cm}^3$$

混合粉体の体積 450 cm^3 と固体部分の体積 392 cm^3 の差がすき間の体積である.

$$\text{空隙率} = \frac{\text{すき間の体積}}{\text{粉体全体の体積}} = \frac{450 \text{ cm}^3 - 392 \text{ cm}^3}{450 \text{ cm}^3} = \frac{58}{450} = 0.129 = 12.9\%$$

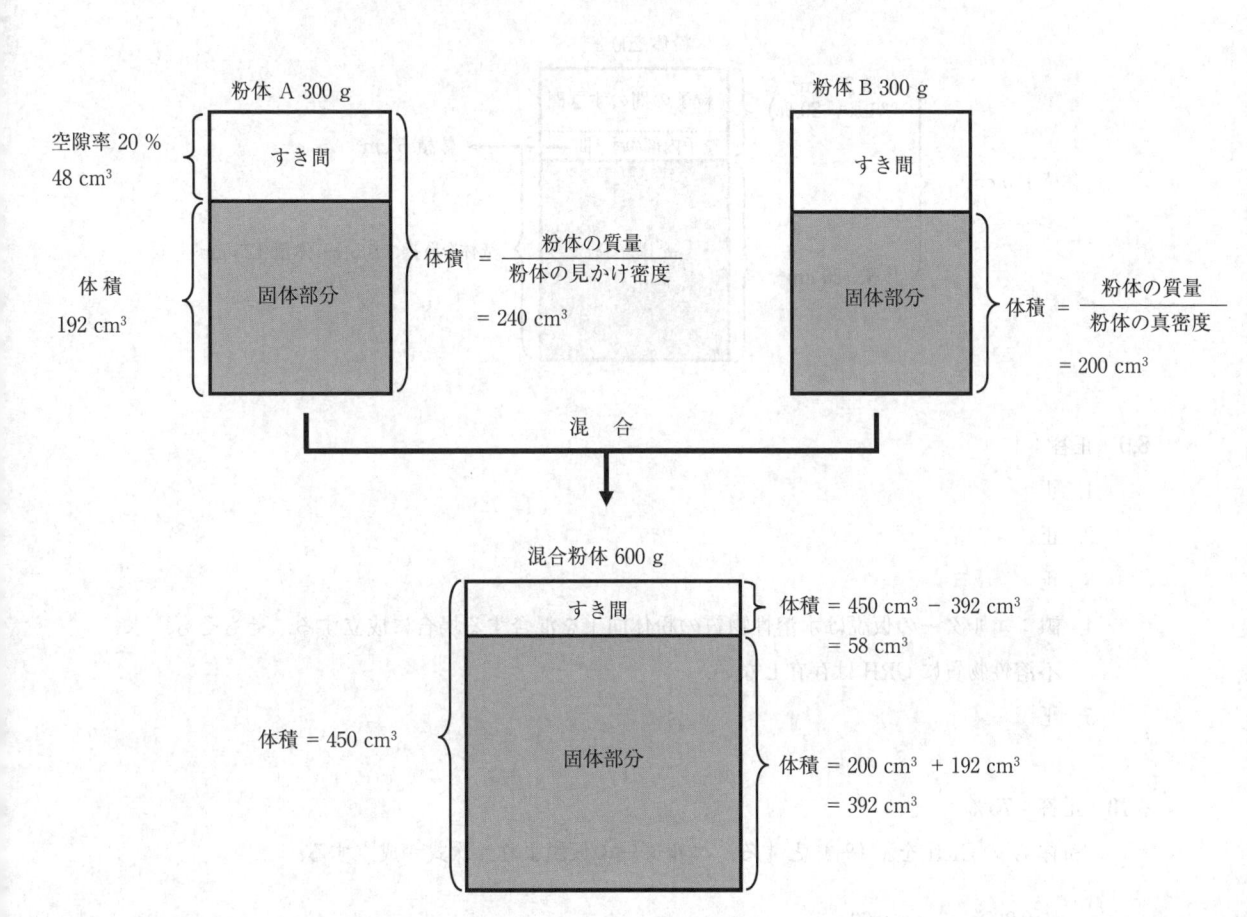

6.8 正答:1. 1.67 g/cm^3, 2. 3.3%

1. 真密度を計算するためには,固体部分の体積を求める必要がある.粉体の体積が 150 cm^3,空隙率が 20% であるから,固体部分の体積は

   固体部分の体積 = 粉体全体の体積 − すき間部分の体積
   $$= 150 \text{ cm}^3 - 150 \text{ cm}^3 \times 0.2 = 150 \text{ cm}^3 - 30 \text{ cm}^3 = 120 \text{ cm}^3$$

   体積 120 cm^3 の固体の質量が 200 g である.

$$\text{真密度} = \frac{\text{固体部分の質量}}{\text{固体部分の体積}} = \frac{200 \text{ g}}{120 \text{ cm}^3} = 1.67 \text{ g/cm}^3$$

2. すき間を含まない固体部分のみの体積は，1. で空隙率より計算された120 cm³である．「粉体の粒子密度測定法」で置換された気体の体積は，粉体中の粒子と粒子の間のすき間の体積に相当し，125 cm³である．つまり，両者の差5 cm³は粒子の内部に存在するすき間の体積を示している．したがって，

$$\text{粒子内部の空隙率} = \frac{\text{粒子内部のすき間体積}}{\text{粉体全体の体積}} = \frac{5 \text{ cm}^3}{150 \text{ cm}^3} = 0.033 = 3.3\%$$

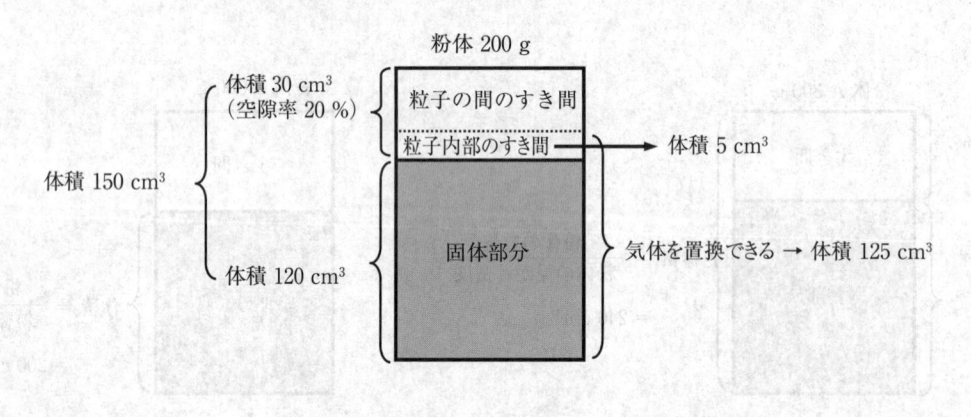

6.9 正答：4

1. 正
2. 正
3. 正
4. 誤：エルダーの仮説は水溶性物質の粉体同士を混合する場合に成立する．そもそも，水不溶性物質にCRHは存在しない．
5. 正

6.10 正答：75%

粉体AのCRHをx（%）とする．エルダーの仮説より，次式が成立する．

$$0.80 \times \frac{x}{100} = 0.60$$

$$x = \frac{0.60}{0.80} \times 100 = 75\%$$

第7章

7.1 正答：A 2.25日，B 3日

医薬品AとBはそれぞれ0次と1次反応で分解する．それぞれの半減期は，0次では初期濃度に依存し，1次では依存しない．表7.1の半減期の式に図から数値を代入して反応速

度定数を求める．1は別法として，図から直接求めることも可能である．すなわち，縦軸の切片が 5 mg/mL で図中の直線と平行な直線を引く．初濃度が 5 mg/mL であるから，この直線で濃度が 2.5 mg/mL となる横軸の値を読み取れば，その値が初濃度 5 mg/mL のときの半減期である．

7.2 正答：1. 化合物A 0次，化合物B 1次
2. 化合物A 2.5日，化合物B 1.5日
3. 化合物A 10 mg/mL 0.25日 50 mg/mL 1.25日
化合物B 10 mg/mL 1.5日 50 mg/mL 1.5日

0次と1次の反応速度定数と半減期との関係を理解しておく．練習問題 7.1 と同じように解くことができる．

7.3 正答：10倍

温度 13℃ および 30℃ は，それぞれ 286 K と 303 K である．したがって，それぞれの逆数は 3.5×10^{-3} と 3.3×10^{-3} である．図から，半減期の対数値を読み取り，それぞれの半減期を算出する．1次反応の半減期と反応速度定数の関係式から反応速度定数を算出すれば，比率が求まる．

7.4 正答：A 2時間，B 4時間，C 8時間

図から，Aは2次，Bは1次，Cは0次である．それぞれの反応速度の次数に対する半減期の式から計算する．なお，0次については相似の図形からも計算が可能である．

7.5 正答：1. $k_1 : k_2 = 4 : 1$　　2. $k_1 ; 0.024\ \text{min}^{-1}$, $k_2 ; 0.006\ \text{min}^{-1}$

可逆反応の平衡状態における A の濃度は $[A] = \dfrac{k_2}{k_1 + k_2} \cdot [A]_0$ である．平衡状態のときの A の濃度から k_1 と k_2 の関係が求まる．

7.6 正答：8日

併発反応である．例題に従う．なお，$\ln 0.9 = -0.105$ を使用する．

7.7 正答：1. A；頻度因子，E_a；活性化エネルギー
2. ①
3. ウ
4. E_a；31.3 kJ/mol, A；$4.00 \times 10^5\ \text{hr}^{-1}$

アレニウスの式と遷移状態の図との関係を整理しておく．4. は例題と同じように，温度を絶対温度に変換し，対数表記したアレニウスの式に代入して解く．

7.8 正答：$k_H : k_{OH} = 1 : 10^2$

触媒反応に記した反応速度定数がpHに依存するときの最も安定なpHを示す式(7.5) pH = $7 + \frac{1}{2} \cdot \log \frac{k_{H^+}}{k_{OH^-}}$ に代入すれば簡単に求まる．

7.9 正答：B＞A＞C

図からA，B，Cの複合体の安定度定数を具体的に算出して比較する．ただし，それぞれの大小関係ならば単純に図から判定できる．ここで考慮するべきは，下式である．まず，薬物Aと薬物Cでは縦軸切片が同じで直線の勾配が異なっている．すなわち，化合物Xを同じ量加えても薬物Aはより多くの複合体を形成し，溶解度が増大する．つまり，薬物Aと薬物Cを比べると，薬物Aが化合物Xと複合体を形成しやすい．したがって，安定度定数の大小関係は薬物A＞薬物Cである．

ついで，薬物Aと薬物Bでは勾配が同じで縦軸切片が薬物Aに比べて薬物Bが小さい．すなわち，下式の分母の $[A]_0$ が異なり，薬物Aで大きい．したがって，安定度定数の大小関係は薬物B＞薬物Aとわかる．

$$K = \frac{[A]_i - [A]_0}{[A]_0 \cdot ([B]_i - [A]_i + [A]_0)}$$

第8章

8.1 正答：1. 誤　　2. 誤　　3. 誤　　4. 正

1. 塩化ナトリウム（1 w/v%）の氷点降下度は 0.58 である．
   0.9% 生理食塩水の氷点降下度が 0.52 なので，0.9：0.52 = 1.0：x から 0.58 と求まる．
2. 5% ブドウ糖液 = 0.9% 生理食塩水 =（等張）なので，1.0% 塩化ナトリウムの方が高張となる．
3. 束一的性質
   浸透圧，凝固点降下，沸点上昇などは，溶質の種類によらず，その溶液中に含まれる分子やイオンなどの粒子の総濃度（モル数）に比例して決まる．このような性質のことを溶液の**束一的性質**という．
4. $CaCl_2 \longrightarrow Ca^{2+} + 2Cl^-$ より，3モルの粒子（イオン）に解離する．

8.2 正答：2.0 g

（食塩価法）　$\boxed{0.9 = \Sigma\{(溶質の質量) \times (食塩価)\}}$ （g/100 mL）より

$\qquad 0.9 = 0.4 + x \times 0.50 \quad \therefore \ x = 1.0 \ (g/100 \ mL)$

溶液 200 mL であるので，1.0 g/100 mL × 200 mL = 2.0 g

8.3 正答：0.40 g/100 mL

（氷点降下法）　$\boxed{0.52 = \Sigma\{(溶質のw/v\%濃度) \times (凝固点降下度)\}}$ より

$\qquad 0.52 = 0.29 + x \times 0.576 \quad \therefore \ x = 0.40 \ (w/v\%)$

必要な塩化ナトリウムの添加量は，溶液 100 mL 当たり 0.40 g である．

8.4 正答：1.39 g

（氷点降下法） $\boxed{0.52 = \Sigma\{(溶質のw/v\%濃度)\times(凝固点降下度)\}}$ より

$$2(\%)\times 0.13(℃/\%) + x(\%)\times 0.28(℃/\%) = 0.52(℃)$$
$$\therefore x = 0.929(\%)$$

したがって，点眼剤 150 mL の調製に必要なホウ酸量は

$$0.929\ \text{g}/100\ \text{mL} \times 150\ \text{mL} = 1.39\ \text{g}$$

8.5 正答：3

換算のための比例式 $\boxed{0.9\%\ 生理食塩水\ \Rightarrow\ 0.9:100:0.52}$ より

$$0.9:100 = x:16.7 \quad x = 16.7\times 0.9\div 100 = 0.15$$

8.6 正答：2.5 g

（食塩価法） $\boxed{0.9 = \Sigma\{(溶質の質量)\times(食塩価)\}}$ （g/100 mL）

$$0.9 = 1.1\times 0.30 + 0.5\times 0.24 + x\times 0.18 \quad \therefore x = 2.5(\text{g}/100\ \text{mL})$$

8.7 正答：5

硝酸銀の等張容積価 36.5 より，$1.5\ \text{g}\times 36.5\ \text{mL/g} = 54.75\ \text{mL}$

したがって，100 mL 当たり 54.75 mL が硝酸銀によって等張化されているとみなすことができる．

1.5 g × 36.5 54.75 mL 等張硝酸銀溶液	45.25 mL の水

(100 mL)

そこで，残り 45.25 mL の水を硝酸カリウムで等張化すればよい．

100 mL 当たりで考えると，必要な硝酸カリウム量 x (g) は

$$0.9 = x\times 0.56 \quad \therefore x = 1.607(\text{g})$$

したがって，45.25 mL では，

$$1.607\ \text{g}\times 45.25\ \text{mL}/100\ \text{mL} = 0.727\ \text{g}$$
$$\therefore 200\ \text{mL では} 0.727\ \text{g}\times 2 = 1.45\ \text{g}$$

〔別解〕（食塩当量に統一して求める）

$\boxed{0.9\%\ 生理食塩水\ \Rightarrow\ 0.9:100:0.52}$ より

硝酸銀の等張容積価を食塩当量 x に変換する．

$$0.9:100\ \text{mL} = x:36.7\ \text{mL}$$
$$\therefore x = 36.7\times 0.9\div 100 = 0.33 \quad (硝酸銀の食塩当量)$$

100 mL 当たりに添加する硝酸カリウム量を y (g/100 mL) とすると

$$0.9 = 1.5\times 0.33 + y\times 0.56$$
$$\therefore y = 0.727(\text{g}/100\ \text{mL})$$

したがって，200 mL では，0.727 g/100 mL × 200 mL ≒ 1.45 g

8.8 正答：1. 145 mEq/L　　2. 20 mOsm

循環血液総量は　65 kg ÷ 13 = 5.0 L　　∴ 5.0 L と見積もられる．

10% = 10 g/100 mL より，静注するナトリウム量は

　　10 g/100 mL × 29.3 mL = 2.93 g である．

1. 塩化ナトリウムの当量は 58.5 g であるので投与する塩化ナトリウムのグラム当量数は

　　2.93 g ÷ 58.5 g = 0.05 Eq = 50 mEq

したがって，血漿中ナトリウム濃度の変化は

　　50 mEq ÷ 5.0 L = 10 mEq/L

ゆえに，投与直後の血漿ナトリウム濃度は

　　135 + 10 = 145 mEq/L

2. 総イオン濃度の変化が浸透圧濃度の変化となる．

　　$NaCl = Na^+ + Cl^-$ より，10 mEq/L × 2 = 20 mOsm

第 9 章

9.1 正答：2

1. 誤：すべての製剤に適用可能な試験法は含量均一性試験である．
2. 正
3. 誤：再試験では，判定値が 15.0 以下であること以外に，試験した 30 個の製剤の有効成分含有率が一定の範囲内（M の ± 25%）に収まる必要がある．
4. 誤：配合剤の場合，個々の有効成分それぞれについて，製剤均一性試験法を実施する必要があるが，含量均一性試験で試験する必要はない．条件を満たせば，質量偏差試験を適用することができる．
5. 誤：軟カプセル剤であっても，硬カプセル剤と同様である．カプセル全体の質量と中身の液体を除いた空カプセルの質量を測定し，その差を製剤の質量として判定値を計算する．

9.2 計算の過程を次の表に示す．再試験では，k を 2.0（1 回目の試験では 2.4）として，判定値を計算する．

No.	カプセルの全質量(mg)	空カプセルの質量(mg)	内容物の質量(mg)	推定含有率(%)	含有率−平均値	(含有率−平均値)^2
1	198.5	48.3	150.2	90.7	−8.89	79.03
2	222.6	48.7	173.9	105.0	5.42	29.41
3	214.5	47.7	166.8	100.7	1.14	1.29
4	215.9	47.8	168.1	101.5	1.92	3.69
5	227.9	47.9	180.0	108.7	9.11	82.94
6	230.1	48.8	181.3	109.5	9.89	97.86
7	202.1	48.3	153.8	92.9	−6.72	45.10
8	214.5	49.8	164.7	99.5	−0.13	0.02
9	215.5	48.7	166.8	100.7	1.14	1.29
10	201.8	47.6	154.2	93.1	−6.47	41.91
11	195.3	48.9	146.4	88.4	−11.18	125.10
12	213.9	50.0	163.9	99.0	−0.62	0.38
13	223.5	49.7	173.8	105.0	5.36	28.76
14	205.8	48.6	157.2	94.9	−4.66	21.74
15	211.0	47.2	163.8	98.9	−0.68	0.46
16	210.3	48.8	161.5	97.5	−2.07	4.27
17	227.5	48.3	179.2	108.2	8.62	74.38
18	212.6	49.8	162.8	98.3	−1.28	1.64
19	197.4	48.7	148.7	89.8	−9.80	95.96
20	213.0	47.6	165.4	99.9	0.29	0.08
21	215.2	48.3	166.9	100.8	1.20	1.43
22	220.3	48.7	171.6	103.6	4.03	16.28
23	206.1	47.7	158.4	95.7	−3.94	15.50
24	222.7	47.8	174.9	105.6	6.03	36.33
25	216.2	47.9	168.3	101.6	2.04	4.17
26	207.5	48.8	158.7	95.8	−3.76	14.11
27	219.4	48.3	171.1	103.3	3.73	13.93
28	212.6	49.8	162.8	98.3	−1.28	1.64
29	214.8	48.7	166.1	100.3	0.71	0.51
30	213.9	47.6	166.3	100.4	0.83	0.69
			164.9 (平均値)	99.6 (平均値)		839.9 (総和)

含有率の標準偏差 $s = \sqrt{\dfrac{839.9}{30-1}} = 5.38$

$M = 99.6$, $\overline{X} = 99.6$, $s = 5.38$, $k = 2.0$ として判定値を計算すると

判定値 $= |M - \overline{X}| + ks = |99.6 - 99.6| + 2.0 \times 5.38 = 10.8$

判定値は 15.0 よりも小さい．さらに 30 個の製剤の推定含有率はすべて上限 124.5%（99.6% × 1.25）と下限 74.7%（99.6% × 0.75）の範囲内にあるため，カプセル剤 B は製剤均一性試験法に適合する．

日本語索引

ア

アレニウス　26
アレニウスの式　97, 98
安定度定数　13
アンドレアゼンピペット　65
$α_1$-酸性糖タンパク質　53

イ

1次反応　90
一次反応速度式　9
一斉沈降法　67

エ

エルダーの仮説　85, 86
塩基解離定数　26
塩基性緩衝液　37

オ

オスモル濃度　5, 107, 110
温度　11

カ

解離　25
解離度　26
可逆反応　94, 95
拡散律速　15
かさ密度　79, 80
かさ密度及びタップ密度測定法　80

ガス吸着法　69, 73
活性化エネルギー　97
緩衝液
　pHの算出法　38
緩衝方程式　37, 38
含量均一性試験　117, 118

キ

ギブスの吸着等温式　61, 62
吸湿性　85
　混合粉体　86
　水溶性粉体　86
　水不溶性粉体　87
吸着　61
強塩基　25
競合的阻害　56
競合的置換　56
凝固点降下法　109
強酸　25
強電解質　25
擬0次反応　92

ク

空気透過法　69, 73
空隙率　81, 82
グラム当量　6
グラム当量数　6
グリーン径　69

ケ

経細胞輸送　49
結晶形　11

血漿浸透圧　110
結晶多形　11
血漿タンパク結合　56
原始関数　4
顕微鏡法　69

コ

固形製剤
　溶解　16
コゼニー・カーマン式　73
コソルベンシー　11
コールターカウンター法　69
コロイド分散系　65
混合溶媒　11

サ

細胞間隙輸送　49
酸・塩基
　解離平衡　25
　共役関係　26
　平衡反応　26
酸解離定数　26
酸解離平衡定数　12
酸性緩衝液　37

シ

ジアゼパムサイト　56
ジギトキシンサイト　56
指数　2
自然対数　2
質量オスモル濃度　5
質量対容量百分率　4

質量平均径　70
質量偏差試験　117, 118
質量モル濃度　5
弱塩基　25, 29, 47
　解離定数　26
　分子形・イオン形分率　32
　分子形・イオン形モル濃度比
　　率　30
　平衡式　26
　平衡定数　26
　pH 依存的な溶解度　34
弱酸　25, 29, 46
　解離定数　26
　分子形・イオン形分率　32
　分子形・イオン形モル濃度比
　　率　30
　平衡式　26
　平衡定数　26
　pH 依存的な溶解度　34
弱電解質　25, 29
　分配係数　46
充てん率　82
脂溶性　45, 50
常用対数　2
食塩価　107
食塩価法　108
食塩当量　107
触媒反応　100
真数　2
浸透圧　109, 110
　体液　110
浸透圧濃度　5, 107, 110
浸透圧比　110
真の分配係数　45
真比容積　81
真密度　79, 80

ス

ストークス径　64
ストークスの式　64, 65
Scatchard プロット　53

セ

正吸着　61
制限拡散　41
製剤均一性試験法　117
製剤試験法　117
生体膜　49
生体膜透過　50
積分　4

ソ

相対湿度　86
粗大分散系　64, 65

タ

対数　2
体積平均径　70
体面積平均径　70
タップ密度　80
多分子層吸着　75
単位　4
単純拡散　41, 42
タンパク結合　53
　解析　55
　生理的作用　54
　測定法　54
単分子層吸着　74
Double reciprocal プロット
　　53

チ

逐次反応　94, 95
沈降速度　64
沈降天秤　65
沈降法　64, 69
　粒度測定装置　65

テ

底　2
電解質　25
電解質濃度　5, 6
Direct プロット　53

ト

等張化
　計算　108
等張容積　107
特殊酸塩基触媒反応　100, 101

ナ

長さ平均径　70
難溶性電解質
　溶解度　35

ニ

2 次反応　90
乳化剤　78

ネ

ネルンスト・ノイエス・ホイッ
　トニーの式　15, 17

ノ

ノイエス・ホイットニーの式
   15, 16
濃度　4

ハ

パーセント濃度　4
半減期　89, 90
判定値　118
反応次数　89
反応速度　89
反応速度式　89, 90

ヒ

非競合的阻害　57
非競合的置換　57
ヒクソン・クロウェルの式　20
ヒグチの式　22
非晶質　11
非電解質　25
比表面積　72
比表面積粒子径　72
微分　3
標準偏差　118
比容積　79, 81
氷点降下法　109
表面自由エネルギー　61, 62
表面張力　61, 62
頻度因子　97
頻度分布曲線　69
pH 緩衝液　37
pH 分配（仮）説　45, 47

フ

ファント・ホッフ式　111
フィックの拡散速度式　42
フィックの第一法則　15
フィックの法則　41, 42
負吸着　61
複合体安定度定数　103
複合体形成　13
複合体生成定数　13
複合反応　94
ふるい分け法　69
ブレンステッド　26
分散沈降法　67
分子形分率　47, 51
   溶液の pH　31
分子複合体　103
分子分散系　65
粉体　79
   粒子密度測定法　80, 83
分配係数　41, 45, 46, 47
分配平衡　41

ヘ

ヘイウッド径　69
平均粒子径　68, 72
併発反応　94, 95
べき指数　2
ベット式　85, 86
ヘンダーソン・ハッセルバルヒ
   の式　29, 30
BET 式　74, 85, 86

ホ

ポアルート　41
包接化合物　13

マ

膜透過クリアランス　42
膜透過速度　41
マーチン径　69
マトリックス型製剤　22

ミ

見かけの分配係数　45
見かけ比容積　81
見かけ密度　79, 80
密度　79

ム

無菌製剤
   等張化　107

メ

メジアン径　68, 69
面積長さ平均径　70
面積平均径　70

モ

モード径　69
モル数　6
モル濃度　5

ヤ

薬物
   安定性　89
   反応速度　89
   分配係数　42, 45
   膜透過　41

ユ

油/水分配係数　46

ヨ

溶解拡散　41
溶解速度　11
溶解速度式　15
溶解速度定数　16
溶解度　11, 33
溶解度積　35
溶解補助剤　11, 13
容積価　107
容積価法　108
溶媒和　11
容量オスモル濃度　5
容量モル濃度　5

ラ

ラングミュアー式　53, 74, 85, 86
Langmuir型プロット　53

リ

律速段階　94
リピッドルート　41
粒子　61
粒子径　68
　測定法　69
粒子密度　79, 80
流動モザイクモデル　49
粒度分布　68
粒度分布曲線　69, 70
両逆数プロット　53
臨界相対湿度　85, 86

ル

累乗　2
累乗根　3
ルイス　26
ルイス塩基　26
ルイス酸　26
累積分布曲線　69
累積薬物放出量　22

レ

0次反応　90
0次放出　22
レーザー回折・散乱法　69

ロ

ローリー　26

ワ

ワルファリンサイト　56

外国語索引

C

CRH 85, 86
critical relative humidity 85, 86

H

HLB 78
hydrophile-lipophile balance 78

I

index number 2

K

K_{sp} 35

L

logarithm 2

O

osmotic pressure 110

P

paracellular transport 49

permeability surface area product 42
pH 11, 26
pH partition (hypothesis) theory 45, 47
pK_a 33, 37
PS product 42

S

solubility product 35

T

transcellular transport 49

索引索引

C

CRH 51, 66

B

product 18?
pH 11, 29
Ka 35
pH partition hypothesis
theory 15, 17
pKa 28, 97
Bi product 18

H

hiding 47
hydrophilic-lipophilic balance
98

L

logamium 42

O

osmotic pressure 110

P

permeability surface area

S

solubility product 46

T

transcellular transport 40
paracellular transport 45
index number 2